Glaukom

Grundlagen, Diagnostik,
Therapie, Compliance

Norbert Pfeiffer

21 Abbildungen
23 Tabellen

Georg Thieme Verlag
Stuttgart · New York

Die Deutsche Bibliothek –
CIP-Einheitsaufnahme

Pfeiffer, Norbert: Glaukom : Grundlagen, Diagnostik, Therapie, Compliance / Norbert Pfeiffer. – Stuttgart : Thieme, 2001

Hinweis: Das Titelbild zeigt ein typisches Bild bei Pseudoexfoliationsglaukom

© 2001 Georg Thieme Verlag
Rüdigerstraße 14
D-70469 Stuttgart
Unsere Homepage:
http://www.thieme.de

Printed in Germany

Umschlaggestaltung:
  Thieme Marketing
Graphiken: Ziegler + Müller,
  Kirchentellinsfurt
Satz und Druck: Druckhaus Götz GmbH,
  Ludwigsburg
  www.druckhaus-goetz.de
Buchbinder: F. W. Held, Rottenburg

ISBN 3-13-105851-X

1 2 3 4 5 6

Wichtiger Hinweis: Wie jede Wissenschaft ist die Medizin ständigen Entwicklungen unterworfen. Forschung und klinische Erfahrung erweitern unsere Erkenntnisse, insbesondere was Behandlung und medikamentöse Therapie anbelangt. Soweit in diesem Buch eine Dosierung oder eine Applikation erwähnt wird, darf der Leser zwar darauf vertrauen, dass Autoren, Herausgeber und Verlag große Sorgfalt darauf verwandt haben, dass diese Angabe **dem Wissensstand bei Fertigstellung des Buches** entspricht.

Für Angaben über Dosierungsanweisungen und Applikationsformen kann vom Verlag jedoch keine Gewähr übernommen werden. **Jeder Benutzer ist angehalten,** durch sorgfältige Prüfung der Beipackzettel der verwendeten Präparate und gegebenenfalls nach Konsultation eines Spezialisten festzustellen, ob die dort gegebene Empfehlung für Dosierungen oder die Beachtung von Kontraindikationen gegenüber der Angabe in diesem Buch abweicht. Eine solche Prüfung ist besonders wichtig bei selten verwendeten Präparaten oder solchen, die neu auf den Markt gebracht worden sind. **Jede Dosierung oder Applikation erfolgt auf eigene Gefahr des Benutzers.** Autoren und Verlag appellieren an jeden Benutzer, ihm etwa auffallende Ungenauigkeiten dem Verlag mitzuteilen.

Vorwort

Das Glaukom ist – oder besser die Glaukome sind – nach wie vor eine der häufigsten Ursachen irreversibler Erblindung und das, obwohl Jahr für Jahr weit über 1000 wissenschaftliche Arbeiten zum Glaukomproblem veröffentlicht werden und in den letzten Jahren unzweifelhafte enorme Entwicklungen und Fortschritte vor allem auch in der medikamentösen Glaukomtherapie zu verzeichnen sind.

Gleichzeitig sind aber auch scheinbare Rückschritte zu verkraften, denn das vormals klare Krankheitsverständnis des Glaukoms ist gestört worden: Es ist nicht mehr nur eine durch den Augeninnendruck definierte Erkrankung. Durch die Definition als Sehnervenerkrankung mit typischem Gesichtsfeldschaden ist die Diagnose schwieriger geworden, ein Umstand, dem auch in der momentanen Diskussion zum Glaukom-Screening Rechnung getragen wird.

Auch das erweiterte Angebot medikamentöser Therapie erfordert eine umfassendere Kenntnis und eine genaue, motivierte Auswahl der Behandlungsoption für einen individuellen Patienten. Das vorliegende Taschenbuch soll helfen, sich in dieser Situation des fortwährenden Wandels zu orientieren und zurechtzufinden. Es greift einige Aspekte der aktuellen Diskussion um das Glaukom auf. Es soll Bekanntes, aber auch Unbekanntes, das meint noch nicht Erforschtes, klar benennen und an diesen Stellen aber auch Ratschläge und Empfehlungen geben, die in der Praxis weiterhelfen können. Es soll eines nicht sein, nämlich umfassend. Es ist eine Auswahl von einigen wichtigen Aspekten der Glaukomatologie, und es soll eine angenehme Lektüre bieten.

Mainz, im März 2001   Prof. Dr. Norbert Pfeiffer

Inhaltsverzeichnis

1 Glaukom – aktuelles Krankheitsverständnis

1.1 Geschichte und allgemeine Definition

1.1.1 Definition des Glaukoms

Die Definition des Glaukoms hat schon seit der Entstehung des Krankheitsbegriffes, vor allem aber in den letzten Jahren, einen bemerkenswerten Wandel durchgemacht: Unter dem Begriff „Glaukom" fasst man heute eine heterogene Gruppe von Augenerkrankungen (auch: Glaukome) zusammen, die zu einer progredienten Schädigung des Sehnerven mit Verlust visueller Funktion führen. Der individuell zu hohe Augeninnendruck (IOD) ist ein wichtiger pathogenetischer und Risikofaktor der Erkrankung, aber kein unabdingbarer, fester Bestandteil der Glaukomdefinition mehr. Das macht vielen Ärzten, aber auch Patienten gleichermaßen zu schaffen, war doch früher das Glaukom ganz überwiegend über den erhöhten IOD definiert. Trotz vieler Einwände erscheint diese Änderung der Definition gerechtfertigt: Einerseits gibt es viele Gesunde, die einen deutlich über der Norm (in der Regel über 21 mm Hg) erhöhten IOD haben, ohne aber jemals ein Glaukom zu entwickeln (okuläre Hypertension). Andererseits haben viele Patienten einen IOD innerhalb der statistischen Norm, entwickeln aber trotzdem einen typischen Glaukomschaden an Sehnerv und Gesichtsfeld. Konsequenterweise musste daher die absolute „Erhöhung" des IOD aus der Definition des Glaukoms weichen. Von Bedeutung für die individuelle Pathogenese des Glaukoms scheint weniger die statistische, absolute als vielmehr die individuelle, relative Höhe des IOD zu sein. Als Kompromiss scheint akzeptabel, dass beim Glaukom der individuelle IOD für eine bleibende normale Funktion des Sehnervenkopfes zu hoch ist. Das Problem liegt jedoch darin, dass diese individuell akzeptable IOD-Grenze für einen gegebenen Patienten bisher in keiner Weise vorausgesagt werden kann. Allgemein akzeptiert ist in der Zwischenzeit auch, dass vaskuläre Faktoren im Sinne einer Minderdurchblutung der Papille beim Glaukom ebenfalls von Bedeutung sind.

Die wechselvolle Geschichte der Glaukomdefinition, die vermutlich noch nicht abgeschlossen ist, untersuchten für den Verlauf der letzten 20 Jahre Bathija et al. (1998), indem sie alle Artikel zum Thema Offenwinkelglaukom der Jahre 1980, 1985, 1990 und 1995 in führenden amerikanischen Fachzeitschriften auswerteten. 36 % der insgesamt 120 Artikel mit Definitionen führten die Kriterien Papille *und* Gesichtsfeld an, 26 % nur das Kriterium Gesichtsfeld, 20 % nur den IOD und 5 % nur die Papillenveränderungen. In den 80er Jahren enthielten 74 % der Publikationen zu den Kriterien Papille und/oder Gesichtsfeld nur allgemeine qualitative Aussagen, wie z. B. „charakteristische glaukomatöse Veränderungen". In den 90er Jahren gaben – sofern diese Kriterien genannt wurden – 34 % der Artikel spezielle Beschreibungen der Papille und 61 % spezielle Gesichtsfeldkriterien. Auch in den 90er Jahren benutzten noch fast 20 % den IOD als einziges Kriterium der Definition des Offenwinkelglaukoms. Es gibt also noch keine allgemein akzeptierte Glaukomdefinition!

1.1.2 Geschichte des Glaukoms

Der Begriff „Glaukom", den schon Hippokrates in seinen „Aphorismen" verwendete, bezeichnete bis ins 18. Jahrhundert allgemein Augenerkrankungen, die ohne ersichtliche äußere Ursache zur Sehverschlechterung oder Erblindung führten. Häufig kam es zur Verwechslung mit Katarakten. Nachdem Daviel 1753 die Kataraktoperation eingeführt hatte, zeigte sich aber, dass nur ein Teil der Erblindungen durch Entfernung der Linse heilbar war, und man begann, die Erkrankungen besser zu verstehen und zu unterscheiden.

Die Mechanismen des Glaukomschadens waren damals noch unklar. Allerdings hatte der arabische Arzt At-Tabari schon im 10. Jahrhundert auf eine Augenerkrankung mit erhöhter Härte des Augapfels hingewiesen. In Europa war es Banister, der in seinem 1626 erschienenen Buch „A treatise of one hundred and thirteen diseases of the eye" erstmalig die Härte des Augapfels bei der Palpation mit dem Glaukom in Verbindung brachte. Seit dem Beginn des 19. Jahrhunderts wurde unter „Glaukom" eine zur Erblindung führende Augenerkrankung mit hohem IOD verstanden.

Die Entdeckung der Erblindungsursache gelang erst nach Einführung des Augenspiegels durch Helmholtz und die dadurch mögliche Beobachtung des Augenhintergrundes. Über Veränderungen der Papille beim Glaukom berichteten Jacobson (1853) sowie Jaeger und von Graefe (beide 1854). Die Exkavation der Papille und die festgestellte Nervenfaseratrophie wertete der Anatom Heinrich Müller (1858) als direkte Folge des erhöhten IOD.

Als Ursache der IOD-Erhöhung nahm von Graefe eine Hypersekretion des Kammerwassers auf entzündlicher Basis an. Diese Interpretation leitete er wahrscheinlich vom Glaukomanfall beim akuten Winkelblockglaukom ab, bei dem das Auge Zeichen einer Entzündung zeigt. Schon

1861 bezog von Graefe das Offenwinkelglaukom in die Gruppe der Gla
kome mit ein, nachdem Donders bei vielen Patienten mit Sehverlust oh
ne Glaukomanfall einen nur leicht erhöhten IOD palpiert hatte.

Die Eckpunkte des heutigen Glaukomverständnisses (Verlust visueller Funktion, Papillenschädigung, erhöhter IOD) sind damit seit etwa
140 Jahren gesetzt. Weitere Fortschritte in der Diagnostik waren die Einführung der Tonometrie, der Perimetrie und der Gonioskopie 1938.

> ### Leben Glaukompatienten besonders gefährlich?
>
> In der Framingham Eye Study wurde die Auswirkung eines statistisch er-
> höhten IOD oder einer früheren Glaukombehandlung auf das Überleben
> untersucht (Hiller et al. 1999). Von 1764 Personen unter 70 Jahren hat-
> ten bei Eintritt in die Studie 1421 einen IOD $\leq$ 20 mm Hg, 264 einen
> mittleren IOD von 20 – 24 mm Hg und 79 einen hohen IOD $\geq$ 25 mm Hg
> *oder* eine frühere Glaukomtherapie. Wurde die Sterberate der Gruppe
> mit niedrigem IOD mit 1 angenommen, betrug die relative Sterberate
> bei mittleren Drucken 1,04 und bei hohem IOD 1,56 (95%-Konfidenzin-
> tervall 1,11 – 2,19). Auch nach Abgleichung von anderen Faktoren wie
> Alter, Geschlecht, Hochdruck, Diabetes, Rauchen und Bodymass-Index
> blieb eine grenzwertige Signifikanz zuungunsten der Glaukompatien-
> ten. Der hohe IOD erwies sich in dieser Studie als prognostischer Faktor
> der verkürzten Überlebenszeit.

1.2 Epidemiologie

Nach Angaben von Coleman (1999) haben im Jahr 2000 weltweit ge-
schätzte 66,8 Millionen Menschen ein Glaukom. Es wird angenommen,
dass etwa 6,8 Millionen dieser Menschen *beidseitig* erblinden, weil ihre
Erkrankung nicht rechtzeitig behandelt wird. Auch in den so genannten
entwickelten Ländern ist nach den Ergebnissen des Baltimore Eye Survey nur bei ca. 50% der Patienten die Erkrankung dem Patienten bekannt
(Sommer et al., 1991).

Die Prävalenz der Glaukomerkrankungen wird in Europa und in den
USA jenseits des 40. Lebensjahres auf etwa 0,5 – 2% geschätzt. Dies ent-
spräche in Deutschland etwa 200.000 bis 800.000 Patienten. Die Häufigkeit des Glaukoms nimmt mit dem Alter steil (fast exponentiell) zu und
beträgt je nach Altersstruktur bei den über 60-Jährigen etwa 6% und bei
den Hochbetagten über 80 Jahren etwa 10 – 15%.

Die Prävalenz der okulären Hypertension, bei welcher der IOD über
die Norm (Normbereich in der Regel bis 21 mm Hg) erhöht, ein Papillen-

oder Gesichtsfeldschaden aber nicht nachweisbar ist, ist etwa zehnmal höher als die des Glaukoms und beträgt etwa 6–8% jenseits des 45. Lebensjahres. Andererseits weisen etwa 20–35% der manifesten Glaukompatienten einen IOD im statistischen Normalbereich auf.

Die sehr stark schwankenden Prävalenzzahlen mögen den Leser zunächst verwundern, sie sind aber einfach erklärt, bedenkt man die Vielfalt der verwendeten Glaukomdefinitionen einerseits und die Schwankungsbreite der Interpretationen klinischer Befunde andererseits. Wann z. B. ist ein Gesichtsfeldausfall oder eine Papillenveränderung sicher glaukomatös? Schließlich wurde in vielen Ländern, so z. B. auch in Deutschland, noch gar kein ernsthafter Versuch unternommen, die Glaukomprävalenz für eine große Bevölkerungsgruppe zu ermitteln!

Trotz der beträchtlichen Fortschritte in der Behandlung ist das Glaukom weltweit eine der drei führenden Erblindungsursachen und für etwa 15% aller Erblindungen verantwortlich. *Neben der diabetischen Retinopathie und altersabhängigen Makulaerkrankungen ist das Glaukom in den Industrienationen eine der drei häufigsten Erblindungsursachen.* Zahlen aus Deutschland belegen dies: Eine Erblindung nach dem Sozialgesetzbuch (Sehschärfe < 1/50) trat 1994 in Württemberg-Hohenzollern mit einer Inzidenz von 11,6/100.000 Einwohnern auf. Nach der Makuladegeneration (3,92/100.000) und der diabetischen Retinopathie (2,01/100.000) war das Glaukom mit 1,6/100.000 die dritthäufigste Ursache (Krumpaszky et al., 1999). In Hessen lag die Erblindungsinzidenz 1997 bei 14/100.000 Einwohnern. Das Glaukom nahm auch hier mit 12,6% der Fälle die dritte Stelle nach der Makuladegeneration (35,3%) und der diabetischen Retinopathie (15%) ein (Graef et al., 1999). In Israel dagegen ist das Glaukom die führende Ursache von irreversibler Erblindung, noch vor der Makuladegeneration und dem Diabetes mellitus (Hod et al., 2000).

Epidemiologische Zahlen zu den einzelnen Glaukomformen (siehe auch Abschnitt 1.4) aus der ganzen Welt beschreiben einerseits klare, weltweit gültige Tendenzen und andererseits regionale und rassische Unterschiede: 73,9% der Bevölkerung über 40 Jahren des Gebietes von Egna-Neumarkt in Norditalien (4297 Personen) konnten auf ein Glaukom untersucht werden (Bonomi et al., 1998). Die einzelnen Glaukomformen bzw. die okuläre Hypertension (Grenzwert hier: 22 mm Hg) traten mit folgenden Prävalenzen auf:

- okuläre Hypertension   2,1%
- primäres Offenwinkelglaukom   1,4%
- primäres Winkelblockglaukom   0,6%
- Normaldruckglaukom   0,6%

Bei 3271 Personen aus Melbourne über 40 Jahren ergab sich eine Prävalenz des primären Offenwinkelglaukoms von 1,7 %. Nur 0,1 % hatten ein Winkelblockglaukom und 0,2 % ein sekundäres Glaukom. Die Teilnehmer zwischen 40 und 49 Jahren hatten eine Glaukomprävalenz (alle Formen) von nur 0,1 %, die Teilnehmer zwischen 80 und 89 Jahren von 9,7 % (Wensor et al., 1998). In einer noch größeren Studie an 10.037 Personen in Israel lag die Prävalenz der okulären Hypertension bei 8 % und des primären Offenwinkelglaukoms bei 0,8 % (Kurtz et al., 2000).

Im Kollektiv der Blue Mountains Eye Studie (Wang et al., 1997) – 3654 Menschen über 49 Jahren aus der Gegend von Sydney – nahm die Prävalenz des Offenwinkelglaukoms mit dem Alter exponentiell zu (Abb. 1.**1**).

In ihrer Metaanalyse von acht Bevölkerungsstudien ermittelten Tuck und Crick (1998) eine Prävalenz des Offenwinkelglaukoms, die von 0,2 % im Alter zwischen 40 und 50 Jahren auf 5,3 % bei den über 80-jährigen anstieg. Die Autoren wiesen darauf hin, dass sich eine etwa doppelt so hohe Prävalenz ergäbe, wenn sie Patienten mit Glaukomverdacht bzw. behandlungsbedürftiger okulärer Hypertension mitzählen würden.

Ahnoux-Zabsonre et al. (1998) untersuchten die Prävalenz des chronischen Offenwinkelglaukoms inkl. Normaldruckglaukom an einem Kollektiv aus 24.700 Schwarzen im mittleren Alter von 46,4 Jahren und 8200 Weißen im mittleren Alter von 52,8 Jahren an der Elfenbeinküste. Sie fanden eine mit dem Alter zunehmende Prävalenz von 2,1 % bei den Schwarzen und 0,75 % bei den Weißen. 38,5 % der Patienten mit primärem Offenwinkelglaukom hatten einen statistisch normalen IOD.

Bei 479 Chinesen über 60 Jahren in Singapur wurde eine Glaukomprävalenz von 4,8 % festgestellt (Sim et al., 1998). Die häufigsten Formen

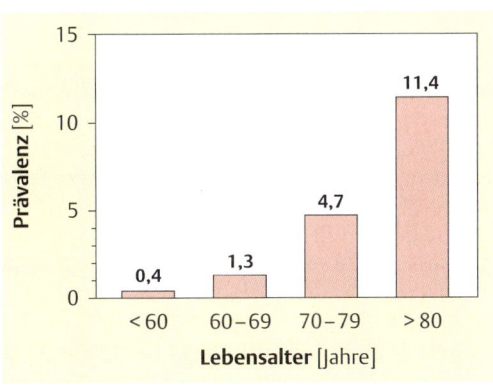

Abb. 1.1 Prävalenz des Offenwinkelglaukoms nach dem Lebensalter (Wang et al., 1997).

in diesem Kollektiv waren das Normaldruck- (61 % aller Fälle) und das primäre Winkelblockglaukom (26 % der Fälle). 97 % der Fälle waren zuvor unentdeckt.

Eckpunkte der Glaukom-Epidemiologie

- starke Zunahme der Erkrankung mit dem Alter
- primäres Offenwinkelglaukom häufigste Glaukomform bei Weißen – in Asien Winkelblockglaukom am häufigsten
- beträchtliches Risiko der Erblindung
- auch in Industrieländern ca. 50 % der Glaukome unerkannt

1.3   Augeninnendruck und andere Risikofaktoren

1.3.1   Augeninnendruck

Der erhöhte IOD wird weiterhin als wichtig(st)er, nicht jedoch als einziger Schädigungsfaktor bei der Glaukomentstehung akzeptiert. Der IOD ist das Produkt aus Kammerwasserproduktion einerseits und Kammerwasserabfluss andererseits. Das Kammerwasser wird von den Epithelzellen des Ziliarkörpers gebildet und in die Hinterkammer sezerniert. Es fließt zwischen Linse und Iris zur Pupille und gelangt so in die Vorderkammer. Im Kammerwinkel wird es durch das Trabekelwerk in den Schlemmschen Kanal „filtriert" und danach über intra- und episklerale Venen in den venösen Blutkreislauf eingeleitet. Ein erhöhter IOD entsteht nicht durch eine vermehrte Bildung, sondern durch einen gestörten Abfluss des Kammerwassers aus dem Auge.

Die Ermittlung eines IOD-Normbereiches ist rein formal nicht schwierig: Die in der Allgemeinbevölkerung gemessenen IOD-Werte verteilen sich in einer rechtslastigen Gaußschen Kurve mit dem Gipfel etwa bei 15,5 mm Hg (Abb. 1.**2**). Erklärt man den Bereich von ± zwei Standardabweichungen zum statistischen Normbereich, liegen die Normalwerte etwa zwischen 10,5 und 21 mm Hg. Dieser Normbereich und die davon abgeleitete Definition, dass der IOD erhöht ist, wenn er über 21 mm Hg liegt, ist also willkürlich festgelegt und mit hoher Wahrscheinlichkeit falsch. Genauso gut hätte man sich auch auf nur *eine* Standardabweichung einigen können. Darüber hinaus ist fast sicher davon auszugehen, dass der Mittelwert von 15,5 mm Hg zu hoch ist: Bei der Ermittlung von Normalwerten wird der IOD von vielen gesunden oder scheinbar gesunden Personen gemittelt. Bei dieser Mittelwertbildung fließen natürlich auch Werte von nicht bekannt Glaukomerkrankten ein

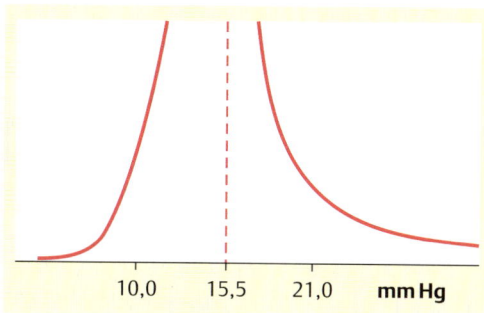

Abb. 1.**2** Verteilung des IOD in einer Normalbevölkerung.

und zumindest solche von Patienten mit okulärer Hypertension. Solche (zu) hohen Werte kommen häufig vor und beeinflussen die Mittelwertbildung im Sinne eines zu hohen Mittelwertes. Zu niedrige Druckwerte sind dagegen extrem selten und führen häufig zu einer erkennbaren Erkrankung des Auges (Phthisis). Tatsächlich ist der Mittelwert des IOD bei jungen gesunden Patienten niedriger. Misst man in der Praxis den IOD bei Kindern, Jugendlichen oder jungen Erwachsenen, so liegt er in der Regel deutlich unter 15 mm Hg, oft bei nur 10 oder 8 mm Hg. Unabhängig davon ist heute allgemein akzeptiert, dass ein pathologisch erhöhter IOD nicht durch eine bestimmte Druckhöhe definiert ist. Vielmehr ist *der* IOD pathologisch, der einen Glaukomschaden hervorruft.

Daher sollte für jeden einzelnen Patienten mit Glaukom oder okulärer Hypertension auch ein individueller therapeutischer Zieldruck definiert werden, der ein Fortschreiten der Sehnervenveränderungen stoppt. Der therapeutische Zieldruck liegt umso niedriger, je niedriger der IOD war, bei dem ein Glaukomschaden eintrat. Daher können die therapeutischen Zieldrücke bei einzelnen Patienten durchaus bei 12 – 15 mm Hg liegen. Die Ermittlung des individuellen Zieldrucks wird im Abschnitt 3.1.2 „Therapieziele" näher erläutert.

Bei kollektiver Betrachtungsweise ist der IOD unbestritten *der* Hauptrisikofaktor des chronischen Glaukoms. Es überrascht nicht, dass Längsschnittstudien repräsentativer Bevölkerungsgruppen ergaben, *dass das Glaukomrisiko bereits innerhalb des statistischen Normbereiches des IOD steigt.* Bei einem IOD von 20 mm Hg ist das Glaukomrisiko bereits eineinhalb mal so hoch wie bei 15 mm Hg. Patienten mit beidseitigem Normaldruckglaukom haben den größeren Sehschaden am Auge mit dem höheren Druck.

Vor allem bei Glaukomformen mit deutlich erhöhtem IOD (z. B. Pseudoexfoliationsglaukome, Sekundärglaukome, kongenitale Glaukome) kann der erhöhte IOD als *der* pathophysiologisch entscheidende Mechanismus für die Genese des Sehnervenschadens angesehen werden. Beim primären Offenwinkelglaukom dagegen, das in einer Hochdruck- und einer „Normaldruck"-Variante auftritt, ist der Zusammenhang mit (statistisch) erhöhten IOD-Werten nicht so eindeutig. Dass aber auch hier der individuelle IOD als Risikofaktor wirkt, zeigen u. a. Therapiestudien mit Drucksenkung.

In jedem Fall gilt: *Auch wenn die Bedeutung des IOD bei einzelnen Glaukomformen noch weiter klärungsbedürftig ist, stellt die Senkung des (erhöhten) IOD das einzige weithin anerkannte Therapiekonzept beim Glaukom dar.* Die Drucksenkung kann medikamentös oder chirurgisch erfolgen. Die verwendeten Antiglaukomatosa senken die Kammerwasserproduktion oder verbessern die Bedingungen des Kammerwasserabflusses (siehe Abschnitt 3.2).

Der IOD eines bestimmten Menschen ist kein konstanter Wert. In der Bevölkerung der USA und Europas steigt der mittlere IOD nach dem 40. Lebensjahr an, mit ebenfalls steigender Inzidenz des Glaukoms. In Japan ist dies anders: Dort nimmt der mittlere IOD nach dem 40. Lebensjahr eher ab – und dennoch steigt die Inzidenz des Glaukoms auch dort mit dem Alter.

Für die Praxis ist auch die zirkadiane Rhythmik des IOD von Bedeutung und ein IOD-Tagesprofil von großem diagnostischen Interesse (siehe S. 44). Ausgeprägte zirkadiane Druckschwankungen, u. a. auch mit nächtlichem oder frühmorgendlichem IOD-Anstieg, weisen auf ein erhöhtes Glaukomrisiko bzw. eine beschleunigte Progredienz der Erkrankung hin. Ein großer Druckunterschied zwischen morgens und abends ($> 6 – 8$ mm Hg) ist als verdächtig anzusehen.

Auch Unterschiede zwischen Messwerten im Liegen und Sitzen, bei körperlicher Aktivität und Ruhe sowie der Einfluss von Myopie, Augenreiben und Lidweite müssen bei der IOD-Messung berücksichtigt werden, da sie zu beträchtlichen Unterschieden des Messwertes führen können. In einer pakistanischen Untersuchung (Qureshi et al., 1999) schwankte der IOD sogar jahreszeitlich: Der mittlere IOD im Winter war um 2,9 mm Hg höher als im Sommer. Der Spitzenwert der Tageskurve wurde hier morgens beim Erwachen gemessen. Die mittlere tägliche Schwankung in dieser Studie betrug immerhin 4,2 mm Hg.

Für Generationen von Ophthalmologen war der erhöhte IOD *der wesentliche Schädigungsfaktor* und *die Grundlage* für das Verständnis der gesamten Erkrankungsgruppe. Das rein mechanische Konzept der IOD-Schädigung der Papille gilt heute zwar nicht mehr, aber ein wesentlicher Beitrag des IOD ist weiterhin unbestritten, auch im so genannten Normaldruckbereich. Der IOD wirkt jedoch, wie die folgenden Ausführungen und der Abschnitt 1.6.1 „Vaskuläre Komponente" zeigen werden, als Risikofaktor nicht isoliert ein, sondern in vielfältiger Beziehung zu anderen Störeinflüssen: Bei steigendem IOD werden die Nervenfasern nicht nur mechanisch geschädigt, der okuläre Perfusionsdruck wird vermindert und dadurch werden die Durchblutung und Ernährung der retinalen Ganglienzellen reduziert, was wiederum den Zelluntergang und Sehverlust einleiten kann.

1.3.2 Weitere Risikofaktoren

Eine Reihe weiterer Risikofaktoren des Glaukoms neben dem IOD wurden identifiziert (Tabelle 1.1): Das Lebensalter, die Rasse und die positive Familienanamnese können als eindeutig belegte Glaukomrisikofaktoren gelten. Andere Faktoren, wie z. B. die ausgeprägte Myopie oder die systemische Hypotonie, können mit hoher Wahrscheinlichkeit als Glaukomrisiken gelten. Für bestimmte Glaukomformen kommen spezielle Faktoren ins Spiel, z. B. vasospastische Erkrankungen beim Normaldruckglaukom oder als rein okulärer Risikofaktor das Pigmentdispersionssyndrom beim Pigmentglaukom. Vielfältige weitere Faktoren bzw. häufig assoziierte Begleiterscheinungen werden diskutiert, u. a. systemische Hypertonie, kardiovaskuläre Erkrankungen, rheologische Parameter, Migräne, Schlaf-Apnoe-Syndrom, Adipositas und Steroidtherapie.

In jedem Einzelfall ist die sorgfältige, individuelle Abwägung des gesamten Risikoprofils eines Patienten sinnvoll, nicht zuletzt, um die therapeutischen Konsequenzen aus einem gegebenen IOD richtig zu ziehen.

Tabelle 1.**1**   Risikofaktoren und häufig assoziierte Begleiterscheinungen des Glaukoms

- (erhöhter) IOD
- Lebensalter
- schwarze Rasse
- positive Familienanamnese (Verwandtschaft 1. Grades)
- Myopie
- hoher Blutdruck, kardiovaskuläre Erkrankungen
- niedriger Blutdruck, Vasospasmen
- rheologische Parameter
- Steroideinnahme (Steroidglaukom)
- Migräne
- Schlaf-Apnoe-Syndrom

a) Lebensalter, schwarze Rasse

Der bedeutende Einfluss dieser Faktoren wurde bereits im Abschnitt 1.2 „Epidemiologie" deutlich. Das Erkrankungsrisiko ist bei Schwarzen vierfach und das Erblindungsrisiko fünffach höher als bei gleichaltrigen Weißen.

b) Hereditäre Faktoren

Wenn ein Elternteil an Glaukom erkrankt ist, ist das Risiko zu erkranken um ein Mehrfaches erhöht wie ohne positive Familienanamnese. Ist eines der Geschwister erkrankt, erhöht sich das Risiko noch mehr. Wolfs et al. (1998) fanden bei Geschwistern von Patienten mit Offenwinkelglaukom eine Glaukomprävalenz von 10,4 % und bei den direkten Nachkommen von 1,1 %, während bei den gesunden Kontrollpatienten nur 0,7 % der Geschwister und keine direkten Nachkommen ein Offenwinkelglaukom hatten. Das lebenszeitliche Risiko der Verwandten 1. Grades von Patienten mit Offenwinkelglaukom für eine okuläre Hypertension betrug in dieser Studie 42,5 %, das von Kontrollpersonen 6,7 %. Das lebenszeitliche Glaukomrisiko war 22 % (Verwandte 1. Grades) zu 2,3 % (Kontrollpersonen), was in dieser Studie einem relativen Risiko von 9,2 entspricht.

In der Untersuchung von Budde und Jonas (1999) wiesen die Patienten mit primärem Offenwinkelglaukom in 24,5 % der Fälle eine positive Familienanamnese auf. Die Häufigkeit einer positiven Familienanamnese nahm mit dem Alter ab und betrug bei Patienten unter 50 Jahren 38,5 %, zwischen 51 und 70 Jahren 25 % und bei Patienten über 70 Jahren 11,7 %. Das Glaukom bei sehr myopen Patienten hatte mit 17,1 % seltener eine positive Familienanamnese, was für eine unabhängige Bedeutung der Myopie als Risikofaktor spricht. *Offenwinkelglaukom-Patienten mit juvenilem Krankheitsbeginn haben häufiger einen hereditären Hintergrund.* Auch die Studie von Konareva-Kostianeva (1998) bestätigt die Altersabhängigkeit der positiven Familienanamnese bei primärem Offenwinkelglaukom. Von 205 Patienten hatten 76 eine positive Familienanamnese (37,1 %). Ihr mittleres Alter war mit 62,6 Jahren signifikant niedriger als das Durchschnittsalter von 68,6 Jahren der Gruppe mit negativer Familienanamnese. In einer Untersuchung im Großbereich von Toronto fand sich sogar bei 55,7 % der Patienten mit primärem Offenwinkelglaukom eine familiäre Glaukomanamnese (William-Lyn et al., 2000).

Der genetische Hintergrund der Glaukome kann hier nur angedeutet werden: Für unterschiedliche Glaukomformen wurden verschiedene Genorte mit potenzieller ätiologischer Bedeutung identifiziert. Das

GLC1 A-Gen beispielsweise kodiert ein Protein, das im Ziliarkörper und Trabekelwerk des Kammerwinkels exprimiert wird. Von diesem Gen sind mehrere Mutationen bekannt, die vor allem in Familien mit genetisch determiniertem primären juvenilen Offenwinkelglaukom untersucht wurden und sich auf das Manifestationsalter der Erkrankung auswirken. Obwohl es schon Ansätze zur Gentherapie des Glaukoms gibt, ist aufgrund der Vielfalt der möglichen Genveränderungen nicht bald mit einer einfachen Lösung zu rechnen.

c) Myopie

Die bekannte Korrelation zwischen Myopie und Glaukom wurde in der Blue Mountain Eye Study (Mitchell et al., 1999 a) untersucht, an der 3654 Australier im Alter zwischen 49 und 97 Jahren teilnahmen. Ein Glaukom lag vor bei 4,2 % der Augen mit geringer Myopie ($\geq$-1 bis -3 Dioptrien) und bei 4,4 % der Augen mit mäßiger bis starker Myopie ($\geq$-3 Dioptrien), aber nur bei 1,5 % der Augen ohne Myopie. Nach Abgleichung mit anderen Glaukomrisikofaktoren blieb ein relatives Risiko von 2,3 (95 %-Konfidenzintervall 1,3 – 4,1) für das Zusammentreffen von Glaukom und Myopie. Bei starker Myopie betrug das relative Risiko sogar 3,3. Zwischen der okulären Hypertension und der Myopie bestand dagegen nur ein grenzwertiger Zusammenhang; der mittlere IOD der myopen Augen lag nur 0,5 mm Hg höher als bei Augen ohne Myopie. *Myope Personen haben demnach ein 2 – 3fach erhöhtes Glaukomrisiko. Der Risikofaktor Myopie ist unabhängig von anderen Risikofaktoren und vom IOD.*

d) Blutdruck, kardiovaskuläre Erkrankungen

Die Bedeutung des systemischen Blutdrucks und von kardiovaskulären Erkrankungen für die Glaukomgenese ist nicht klar. Tendenziell scheint die systemische Hypotonie eine größere Bedeutung für die Glaukomgenese und -progredienz zu haben als die Hypertonie (siehe auch Abschnitt 1.6.1 d). Die Atherosklerose ist für die Glaukomgenese wahrscheinlich deutlich weniger bedeutsam als vasospastische Erkrankungen (siehe Abschnitt 1.6.1 e).

In einer großen polnischen retrospektiven Studie mit fast 12.000 Teilnehmern wurde allerdings eine statistisch relevante positive Korrelation zwischen dem systolischen und diastolischen Blutdruck, dem Gesamtcholesterin und der glaukomatösen Optikusneuropathie ermittelt (Turno-Krecicka et al., 1997). Auch bestand eine positive Korrelation zwischen der IOD-Höhe (die bei den Teilnehmern mit Optikusneuropathie höher als bei den Teilnehmern ohne lag) und kardiovaskulären Risikofaktoren. In diesem Kollektiv mit einem Durchschnittsalter von nur 37,7 Jahren wurde im Übrigen keine Korrelation zwischen dem Alter und dem IOD festgestellt. Auch Georgopoulos et al. (1997), die 354 unbehandelte Glaukomverdächtige mit einem IOD ≥ 21 mm Hg im Mittel 7,3 Jahre beobachteten und in dieser Zeit bei 71 (20%) ein Glaukom diagnostizierten, ermittelten neben dem Alter über 60 Jahren, der erblichen Belastung und der Myopie auch die arterielle Hypertonie als Risikofaktor für die Glaukomentstehung.

Jonas und Grundler (1998) haben die Prävalenz von Diabetes mellitus und arterieller Hypertonie bei 529 Patienten mit primärem Offenwinkelglaukom, 152 Patienten mit sekundärem Offenwinkelglaukom, 56 Patienten mit Normaldruckglaukom und 660 Kontrollpersonen ohne Glaukom untersucht. Ihre Resultate sprechen dafür, dass Diabetes und arterielle Hypertonie bei Offenwinkel- und Normaldruckglaukom im Großen und Ganzen nicht häufiger sind als bei altersgleichen Personen ohne Glaukom. Die früheren Vermutungen, dass Glaukom bei Diabetes häufiger sei, beruhten wahrscheinlich auf einer Selektion von Patienten. Schubert (1998) nimmt an, dass das Offenwinkelglaukom nicht zu den Komplikationen der arteriellen Hypertonie zählt. Auch die Studie von Grunwald et al. (1999) spricht gegen einen glaukomauslösenden oder verschlimmernden Effekt der systemischen Hypertonie. Sie untersuchten bei 24 Patienten mit primärem Offenwinkelglaukom und 13 Kontrollpersonen die relative Blutflussgeschwindigkeit und das Blutvolumen im Sehnervenkopf mit Doppler-Flowmetrie. Die Durchblutung des Sehnervenkopfs, die sich aus diesen Messungen ergab, war bei den Glaukompatienten um 29% geringer als bei den Kontrollpersonen, die Blutflussgeschwindigkeit um 23%. Die mittlere Perfusion des Sehnervenkopfes von hypertonen Glaukompatienten war in dieser Studie um 26% signifikant höher als die von normo- und hypotonen Glaukompatienten. *Die Durchblutungsverhältnisse sind also bei höherem Blutdruck wahrscheinlich besser als bei niedrigem. Wichtig für die Praxis: Die Hochdrucktherapie kann die Durchblutung des Sehnervenkopfes bei Glaukompatienten sogar verschlechtern!*

Die systemische Hypotonie dagegen hat beim Glaukom als Risikofaktor vermutlich eine größere Bedeutung. Dies gilt für das Normaldruckglaukom möglicherweise in verstärktem Maße. Hayreh et al. (1999) haben bei 131 Patienten mit Normaldruckglaukom einen ausgeprägten nächtlichen Blutdruckabfall nachgewiesen (siehe auch Abschnitt 1.6 d).

e) Rheologische Faktoren

Rheologische Faktoren und Koagulationsstörungen haben beim Glaukom wahrscheinlich eine gewisse Bedeutung, die hier aber nur anhand von drei neueren Befunden kurz angedeutet werden soll. Die Erythrozyten-Deformierbarkeit bei Glaukom untersuchten Ates et al. (1998). Das Studienkollektiv bestand aus 16 Patienten mit Normaldruckglaukom, 17 mit Hochdruckglaukom und 24 Kontrollpatienten. Die drei Gruppen wiesen keine signifikant unterschiedliche Erythrozyten-Deformierbarkeit auf, die demnach wahrscheinlich kein wesentlicher pathogenetischer Faktor beim Glaukom ist. Bojic und Skare-Librenjak (1998/99) untersuchten die Rolle von zirkulierenden Thrombozytenaggregaten *beim fortgeschrittenen Glaukom*, indem sie 32 Patienten mit fortgeschrittenem Offenwinkelglaukom und 20 gesunde Freiwillige verglichen. Die Glaukompatienten zeigten eine signifikant höhere Thrombozytenaggregation. Egorov et al. (1999) haben die Blutrheologie bei 53 Patienten mit progredientem (Gruppe 1) und 43 Patienten mit stabilisiertem Normaldruckglaukom (Gruppe 2) verglichen. In Gruppe 1 (Gruppe 2) war die Erythrozytenaggregation bei 79,3 % (20,9 %) erhöht und die Deformierbarkeit bei 88,7 % (23,3 %) verringert. In Gruppe 1 hatten 83 % eine hohe Konzentration des von-Willebrand-Faktors, der in Gruppe 2 normal war. In dieser Studie korrelierten die untersuchten rheologischen Veränderungen stark mit dem progredienten Verlauf des Glaukoms, doch mögen auch andere Faktoren eine Rolle spielen.

f) Steroide

Die Gabe von Steroiden (Glukokortikoiden) kann den IOD erhöhen und ein Glaukom auslösen. Bei 30 % der unselektierten Anwender führen Steroide nach 4 – 6 Wochen zu einer normalerweise moderaten Erhöhung des IOD, bei 4 % jedoch zu einem Anstieg über 30 mm Hg. Auch bei den meisten Patienten mit Offenwinkelglaukom erhöht sich der IOD unter Steroiden, verstärkt gilt dies bei Patienten mit Myopie.

Der IOD-Anstieg unter Steroiden wird durch einen verminderten Abfluss des Kammerwassers verursacht, denn Steroide haben vielfältige Effekte auf das Trabekelwerk. Sie verändern den Metabolismus der extrazellulären Matrix, die Organisation des Zytoskeletts sowie die Zellfunktionen und die Genexpression. Das Glaukom-Gen GLC1 A wird im menschlichen Trabekelwerk durch Glukokortikoide aktiviert (Wordinger und Clark, 1999).

In der Regel normalisiert sich der IOD nach Absetzen der Steroide, oft hält die Steroidwirkung jedoch über Wochen und Monate an.

g) Migräne

Der Zusammenhang zwischen Migräne und Offenwinkelglaukom wurde in der Blue Mountains Eye Studie an 3654 Teilnehmern über 49 Jahren untersucht (Wang et al., 1997). Während die Prävalenz des Offenwinkelglaukoms in diesem Kollektiv mit dem Alter exponentiell anstieg, nahm die Häufigkeit der Migräne mit steigendem Alter ab, von 23,1% (unter 60 Jahren) über 16,2% (60 – 69 Jahre) und 12,8% (70 – 79 Jahre) auf 10,4% (über 80 Jahre). Für alle Altersgruppen zusammen ergab sich keine signifikante Assoziation zwischen Migräne und Offenwinkelglaukom (relatives Risiko = 1,3; 95%-Konfidenzintervall 0,8 – 2,2). Nur in der Altersgruppe der 70 – 79-Jährigen war die Beziehung signifikant (relatives Risiko = 2,5; 95%-Konfidenzintervall: 1,2 – 5,2). Die Verbindung zwischen *Glaukomverdacht* und Migräne haben De Marinis et al. (1999) untersucht. 460 Patienten mit okulärer Hypertension hatten mit 13% (Frauen sogar 17%) eine höhere Migräneprävalenz als die gleich große Kontrollgruppe (6%). Nach Cursiefen et al. (2000) kommt Migräne beim Normaldruckglaukom häufiger vor als in einer vergleichbaren Kontrollgruppe (28% vs. 12%). Da beide Erkrankungen mit vasospastischen Krankheitsbildern zusammenhängen, könnte hierin laut Cursiefen eine gemeinsame Ursache liegen.

h) Schlaf-Apnoe-Syndrom

Nach der Studie von Mojon et al. (1999) haben Patienten mit Schlaf-Apnoe-Syndrom eine hohe Glaukomprävalenz. 69 von 114 Teilnehmern hatten einen respiratorischen Störungsindex (RDI = respiratory disturbance index during night sleep) $\geq$ 10, was für ein Schlaf-Apnoe-Syndrom sprach. 3 der 114 Teilnehmer hatten ein primäres Offenwinkelglaukom und 2 ein Normaldruckglaukom. Alle 5 Glaukompatienten hatten auch ein Schlaf-Apnoe-Syndrom. Die Glaukomprävalenz bei Schlaf-Apnoe-Syndrom war mit 7,2% signifikant höher als erwartet (2%). Der RDI korrelierte mit dem IOD, dem Gesichtsfeldverlust, dem glaukomatösen Nervenschaden und der Glaukomdiagnose positiv.

i) Adipositas

Der Bodymass-Index (BMI) von 186 Patienten mit Offenwinkelglaukom oder Normaldruckglaukom wurde mit dem von 288 Kontrollpatienten verglichen (Gasser et al., 1999). Dabei ergab sich kein statistisch signifikanter Unterschied. Adipositas scheint daher nicht zu den Risikofaktoren des Glaukoms zu gehören.

j) Geburtsgewicht

In einer Studie von Foss et al. (1998) wurde untersucht, ob das fetale und frühkindliche Wachstum (Geburtsgewicht und Gewicht mit 1 Jahr) mit dem IOD korrelieren. 717 in Herfordshire zwischen 1920 und 1930 geborene Kinder wurden in die Studie aufgenommen und tonometrisch, perimetrisch und ophthalmoskopisch untersucht. Es wurde keine Korrelation zwischen dem Geburtsgewicht und dem Gewicht mit 1 Jahr einerseits sowie dem IOD, dem Exkavation/Papille-Koeffizient (E/P-Wert) und dem Gesichtsfelddefekt andererseits gefunden.

k) Vaskuläre Komponente

Die vaskuläre Komponente der Glaukomentstehung und -progredienz wird ausführlich in Abschnitt 1.6.1 diskutiert.

Glaukom durch Blasmusik?

Schuman und Mitarbeiter (2000) untersuchten den IOD beim Spielen von Blasinstrumenten. Insbesondere bei Instrumenten mit hohem Anblasdruck (z.B. Oboe, Trompete) können während des Spielens sehr hohe IOD-Werte erreicht werden. Hier könnte spekuliert werden, ob diese – zwar nur kurz dauernden, aber sehr hohen – IOD-Spitzen einen Glaukomschaden bewirken oder ein vorhandenes Glaukom verstärken könnten. Im ersten Teil der Studie, an dem drei Blasmusiker mit entsprechenden Instrumenten teilnahmen (einer davon spielte zusätzlich ein Instrument mit niedrigem Anblasdruck) stiegen der IOD und die uveale Füllung mit der Intensität des Anblasdrucks. Am zweiten Teil der Studie beteiligten sich insgesamt 45 Musiker: 9 spielten Blasinstrumente mit hohem Anblasdruck, 12 mit niedrigem und 24 andere Instrumente. Alle Teilnehmer wurden eingehend augenärztlich untersucht (u.a. Perimetrie, Spaltlampenuntersuchung, Gonioskopie). Die Blasmusiker mit hohem Anblasdruck hatten ein zwar gering, aber signifikant höheres Risiko eines Gesichtsfeldverlusts als die anderen Musiker. Dieses Risiko stieg mit der lebenszeitlichen Dauer des Spielens. Der kumulative Effekt der Blasmusik könnte demnach zu einem Glaukomschaden führen, der durch die intermittierend hohen IOD entsteht und bei der Untersuchung als Normaldruckglaukom fehlgedeutet werden könnte.

1.4   Glaukomformen

Es finden sich in der Literatur sehr viele Einteilungen der verschiedenen Glaukomformen. Am häufigsten ist die Einteilung in die so genannten primären und sekundären Glaukome. Zu den **primären Glaukomen** gehört das Glaucoma chronicum simplex in der Variante mit erhöhtem IOD bzw. in der Variante mit IOD im Normalbereich (Normaldruckglaukom). Weitere primäre Glaukomformen sind das Winkelblockglaukom sowie das kongenitale Glaukom. Zu den **sekundären Glaukomformen** zählen alle Glaukomerkrankungen, bei denen das Glaukom erst im Gefolge anderer Augenerkrankungen auftritt. Auch hier kann unterschieden werden in eine Gruppe mit Offenwinkelglaukomen (Pseudoexfoliationsglaukom, Pigmentdispersionsglaukom) und Winkelblockglaukomen (z.B. Verlegung des Kammerwinkels durch eine zu große Augenlinse).

In der Praxis wird jedoch häufig eine ganz andere Glaukomeinteilung verwendet, nämlich eine solche, welche die therapeutischen Optionen stärker mit einbezieht. So werden Glaucoma chronicum simplex (mit relativ hohem IOD), Pseudoexfoliationsglaukom und Pigmentdispersionsglaukom gleichartig behandelt, obwohl sie zu den Gruppen der primären und sekundären Offenwinkelglaukome gehören. Das primäre kongenitale Glaukom dagegen muss praktisch immer operiert werden. Die Therapie der sekundären Glaukomformen richtet sich oft nach der Grunderkrankung (Behandlung des Proliferationsreizes, z.B. bei Diabetes mellitus, oder Zentralvenenverschluss).

Das **primäre Offenwinkelglaukom** ist in Europa mit ca. 60–90% der Fälle die weitaus häufigste Glaukomform. Pathogenetisch ist es definiert durch eine relative Obstruktion des Kammerwasserabflusses in Trabekelwerk und Schlemmschem Kanal. Nach typischem symptomarmen Erkrankungsbeginn erfolgt ein chronisch-protrahierter Verlauf mit einem durchschnittlichen beidseitigen Erblindungsrisiko von etwa 10%.

Tabelle 1.**2**   Glaukomformen

Primäre Glaukomformen
- Glaucoma chronicum simplex
  - Variante mit hohem IOD
  - Variante mit normalem IOD
- Winkelblockglaukome
- kongenitale Glaukome

Sekundäre Glaukomformen
- Offenwinkelglaukome
- Winkelblockglaukome

Beim **Normaldruckglaukom** (ein besserer, aber umständlicher Ausdruck wäre „Glaukom ohne Hochdruck") liegt ein typischer glaukomatöser Papillen- und Gesichtsfeldschaden vor. Hier ist der IOD, der im statistischen Normbereich liegen muss, ein Teil der Glaukomdefinition. Der Anteil der Patienten mit Glaukom und einem IOD unter 21 mm Hg soll nach verschiedenen Studien in Europa und in den USA bis zu 35% betragen. Andere Autoren wie auch der Verfasser geben aber zu bedenken, dass sich bei intensiverer Suche nach Druckspitzen solche häufig finden lassen. Hierdurch würde sich die Inzidenz des Normaldruckglaukoms dann deutlich reduzieren. In Japan sollen sogar 50–70% der Glaukompatienten ein Normaldruckglaukom aufweisen.

Zumindest bei einem Teil der Patienten mit Normaldruckglaukom liegt wahrscheinlich eine starke vaskuläre Komponente, also im weitesten Sinn eine Durchblutungsstörung des Sehnerven vor. Vermutet wird auch eine verminderte Toleranz des Sehnerven bzw. der retinalen Ganglienzellen gegenüber dem IOD. Allgemein anerkannt sind in der Zwischenzeit auch weitere Komponenten wie niedriger Blutdruck oder Vasospasmen.

Aber auch dem IOD innerhalb der Normalgrenzen kommt eine Bedeutung zu. Typischerweise hat auch beim Normaldruckglaukom das Auge mit dem höheren IOD den stärkeren Glaukomschaden. Gugleta et al. (1999) konnten den Nachweis erbringen, dass bei bilateralem Normaldruckglaukom die Nervenfaserschicht im Auge mit dem höheren IOD stärker verdünnt ist. Der IOD beeinflusst demnach auch beim Normaldruckglaukom die Pathogenese und Progredienz.

Psychosomatischer Hintergrund des Normaldruckglaukoms?

Erb et al. (1999) haben 24 Patienten mit Normaldruckglaukom und 24 Kontrollpersonen ohne Augen- und allgemeine chronische Erkrankungen verglichen. Nach der Zerssen-Symptom-Liste für psychosomatische Beschwerden äußerten die Patienten mit Normaldruckglaukom signifikant mehr Beschwerden. Nach dem Maudsley Personality Inventory waren sie emotional instabiler.

Primäre Winkelblockglaukome sind im Vergleich zu primären Offenwinkelglaukomen sehr selten und machen insgesamt allenfalls 5% der Glaukomfälle aus. Risikofaktoren für den Pupillarblock sind Hypermetropie mit flacher Vorderkammer und/oder eine dicke, weit vorn liegende Augenlinse. Einen Glaukomanfall erleiden vor allem Frauen in der 7. bis 9. Lebensdekade. Trotz der Seltenheit ist dieses Krankheitsbild differenzialdiagnostisch wichtig. Oftmals wird das Krankheitsbild nicht erkannt, insbesondere dann, wenn die Hyperopie nur sehr gering ausgeprägt ist. Die medikamentöse Behandlung des dann fälschlich als primäres Offenwinkelglaukom eingeordneten Krankheitsbildes ist wenig hilfreich. Große Gefahr droht insbesondere dann, wenn anstatt einer manchmal notwendigen Entfernung der klaren Linse eine Trabekelektomie durchgeführt wird, die in ein malignes Glaukom münden kann.

Die Inzidenz des primären **kongenitalen Glaukoms** beträgt ca. 1 : 20.000 Geburten. Es tritt in der Regel bilateral auf und manifestiert sich meist im ersten Lebensjahr. Die bekannten Leitsymptome sind ein großer Hornhaut-Durchmesser (Buphthalmus), Epiphora und eine verstärkte Blendempfindlichkeit des Säuglings. Daneben gibt es eine Vielzahl von Sekundärglaukomen im Kindesalter. Sie sind selten, aber vielfältig und haben eine gewisse Bedeutung darin, dass sie manchmal wegweisend sein können für Systemerkrankungen, wie Stoffwechselerkrankungen und Chromosomenaberrationen, sowie bei Phakomatosen (Sturge-Weber-Syndrom, Neurofibromatose, Angiomatosis Hippel-Lindau) und tuberöser Sklerose (Morbus Bourneville).

Von den **Sekundärglaukomen** sollen in diesem Zusammenhang vor allem das Pseudoexfoliationsglaukom sowie das Pigmentdispersionsglaukom wegen ihrer Häufigkeit und Verwandtschaft zum primären Offenwinkelglaukom genannt werden.

Das **Pseudoexfoliationsglaukom** (Abb. 1.**3**) ist eine spezielle und mit einem Anteil von 5 – 50 % relativ häufige Form des sekundären Offenwinkelglaukoms. Die charakteristischen Pseudoexfoliations-Fibrillen werden nicht nur in den Strukturen des vorderen Augensegments, sondern auch in parenchymatösen Organen abgelagert. Der Abflusswiderstand des Kammerwassers ist durch die Ablagerung von Material im Trabekelwerk und Schlemmschen Kanal erhöht. Das Pseudoexfoliationsglaukom verläuft rascher progredient als das primäre Offenwinkelglaukom. In der Blue Mountains Eye Study wurde bei 2,3 % der 3654 Teilnehmer zwischen 49 und 97 Jahren eine Pseudoexfoliation festgestellt, die Prävalenz stieg mit dem Alter an. Ein Glaukom bestand bei 14,2 % der Teilnehmer mit und bei 1,7 % ohne Pseudoexfoliation. Auch eine okuläre Hypertension (IOD > 21 mm Hg) trat bei Pseudoexfoliation mit 9,3 % weit häufiger auf als ohne mit 3,1 % (Mitchell et al., 1999 b).

Ein **Pigmentdispersionsglaukom** (Abb. 1.**4**) tritt gehäuft bei jungen myopen Männern zwischen 20 und 40 Jahren auf. Infolge der Nähe des hinteren Irispigment-Epithels zu den Zonulafasern kommt es zu einer mechanischen Abschilferung des Pigments (Pigmentdispersion). Die abgescheuerten Pigmentgranula gelangen über die Hinterkammer mit dem Kammerwasser in den Kammerwinkel. Wenn sie im Trabekelwerk

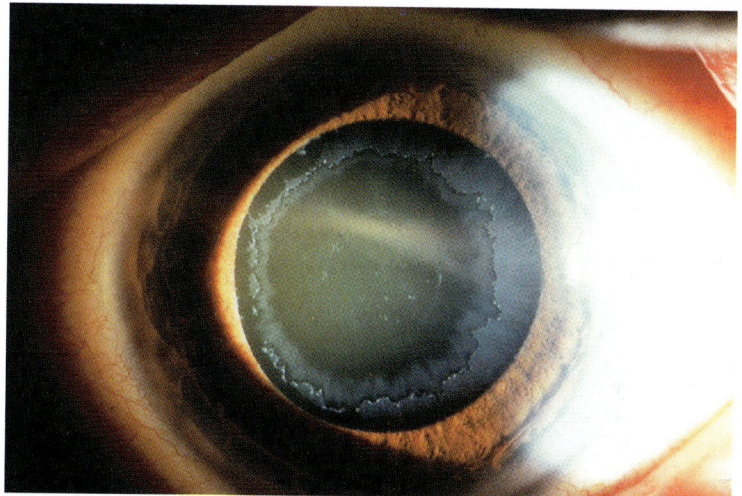

Abb. 1.**3** Deutliche Pseudoexfoliation auf der vorderen Linsenfläche. Die Menge des sichtbaren Pseudoexfoliationsmaterials steht nicht im linearen Verhältnis zur Höhe des IOD. IOD-Werte sind häufig stark schwankend.

in großer Menge abgelagert sind, behindert das Pigment den Abfluss des Kammerwassers und erhöht den IOD, wodurch ein Pigmentglaukom entsteht.

Bei einem Teil der Patienten mit Pigmentdispersionsglaukom scheint die Genese auf einem so genannten inversen Pupillarblock zu beruhen. Anatomisch bedingt besteht oft eine starke Retrokurvatur der Iris, die hierdurch Kontakt mit Linse und Zonulafasern erhält. Das Kammerwasser gelangt in die Vorderkammer, unterstützt durch eine mechanische Pumpwirkung, z.B. beim Blinzeln. Hierdurch entsteht ein relativer Überdruck in der Vorderkammer, welcher wiederum die Retrokurvatur der Iris verstärkt, den Pigmentabrieb erhöht und damit zu erhöhtem IOD führt. Campell stellte diese Theorie auf und bewies, dass bei Verhinderung des Lidschlages die Retrokurvatur der Iris vermindert wird. Logische Folge dieser Theorie wäre, bei Patienten mit Pigmentdispersionsglaukom eine Iridotomie durchzuführen und damit den inversen Pupillarblock zu durchbrechen. Allerdings hatten die Studien zur Wirksamkeit der Iridotomie bei Patienten mit Pigmentdispersionsglaukom unterschiedliche Ergebnisse. Schließlich findet sich auch nur bei einem Teil der Patienten die typische Retrokurvatur.

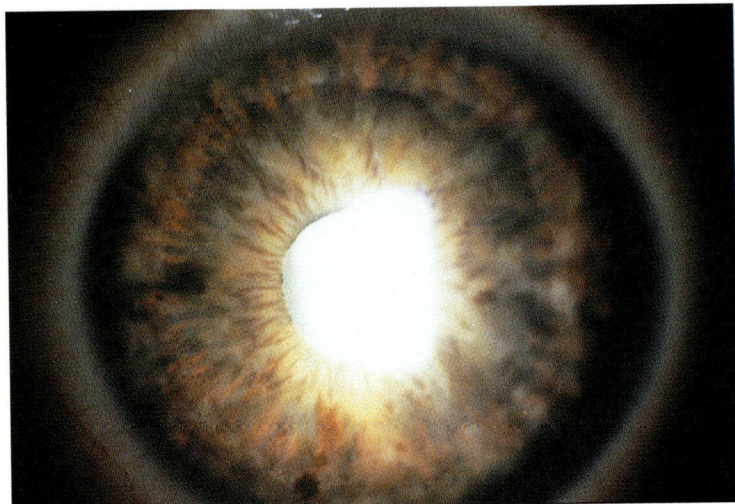

Abb. 1.**4** Typisches Kirchenfensterphänomen bei Pigmentdispersionsglaukom. Obligat sind hierbei eine Krukenbergspindel und eine stark ausgeprägte Pigmentierung des Trabekelwerks.

Obwohl die **okuläre Hypertension** nicht zum Glaukom gehört, muss sie zur Abgrenzung von den Glaukomformen immer mit besprochen werden. Die okuläre Hypertension ist definiert als Erhöhung des IOD über die statistische Norm von 21 – 22 mm Hg in Abwesenheit von glaukomatösem Papillen- und Gesichtsfeldschaden.

Die okuläre Hypertension ist recht häufig. Schätzungen zu ihrer Prävalenz in der Allgemeinbevölkerung fallen weit auseinander und liegen zwischen 2% und 13%. Ihre Häufigkeit ist altersabhängig. Die mittlere Konversionsrate einer okulären Hypertension zum manifesten Glaukom wird auf etwa 1 – 4% jährlich geschätzt und hängt vom IOD ab: Bei einem IOD von 21 – 25 mm Hg entwickelten innerhalb von 5 Jahren 3 – 10% ein Glaukom, bei einem IOD von 25 – 30 mm Hg 6 – 16% und bei einem IOD über 30 mm Hg ca. 33%. Neben der absoluten Höhe des IOD spielen wahrscheinlich auch IOD-Schwankungen eine wichtige Rolle bei der Konversion zum manifesten Glaukom.

Relativiert wird die okuläre Hypertension durch den Befund, dass bei diesen Patienten die Hornhaut dicker ist als bei Kontrollpersonen bzw. Augen mit Glaukom: Eine dickere Hornhaut führt aber bei der Goldmann-Applanationstonometrie zu höheren Werten, so dass bei fortbestehendem Missverhältnis zwischen sehr hohem IOD einerseits und vollständig normalem Gesichtsfeld- und Papillenbefund andererseits die Hornhaut-Dickenmessung erfolgen sollte (siehe Seite 45).

1.5   Progredienz des Glaukoms

1.5.1   Offenwinkelglaukom mit erhöhtem Augeninnendruck

Wird ein Patient erstmals mit der Diagnose „Glaukom" konfrontiert, so will er – berechtigterweise – häufig wissen, wie denn die Prognose, also der weitere Verlauf des Krankheitsbildes, zu erwarten sei. Insbesondere besteht häufig die Angst zu erblinden.

Der wichtigste Risikofaktor ist der erhöhte IOD. Als weitere prognostische Faktoren können insbesondere die erbliche Belastung, das Ausmaß der Myopie und vor allem das Ausmaß des vorbestehenden Papillen- bzw. Gesichtsfeldschadens genannt werden. Daneben spielt aber auch die Glaukomform eine Rolle.

Bezüglich des erhöhten IOD sind sowohl die Höhe des Ausgangsdruckes als auch der mittlere IOD im Verlauf, der in den meisten Studien dem Therapieeffekt entspricht, bedeutende Parameter. Stark schwankende IOD können dabei ungünstiger sein als wenig schwankende Drücke mit gleichem mittleren IOD. Dies sollte man dem Patienten auch im Hinblick auf seine Compliance mit der Therapie erklären. Patienten mit einem Pseudoexfoliationsglaukom weisen oft eine schnellere Progression auf, wobei die Ursache in den sehr stark schwankenden und zum Teil sehr hohen IOD-Werten dieser Glaukomform liegen könnte.

Suzuki et al. (1999) untersuchten die Risikofaktoren der Progredienz des primären Offenwinkelglaukoms an 215 Augen von ebenso vielen Patienten während einer mittleren Beobachtungszeit von 82,7 Monaten. Mit der Progredienz signifikant assoziiert waren der mittlere IOD in der Beobachtungszeit und das (niedrige!) Stadium des Gesichtsfeldverlustes zu Beginn. Das Risiko der Progredienz verdoppelte sich, wenn der mittlere IOD um 4 mm Hg zunahm.

In der retrospektiven Studie von Hattenhauer et al. (1998) wurde das einseitige Erblindungsrisiko eines Glaukompatienten in einem Behandlungszeitraum von 20 Jahren mit 27 % und das Risiko einer beidäugigen Erblindung mit 10 % angegeben. Bestand zu Beginn der Therapie schon ein ausgeprägter Glaukomschaden an Papille und Gesichtsfeld, betrug das 20jährige Erblindungsrisiko für ein Auge 55 % und für beide 23 %. In einer ähnlichen Untersuchung ermittelten Hattenhauer et al. (1998) das Risiko von 295 Patienten mit neu diagnostiziertem primären Offenwinkelglaukom, im Sinne des Sozialgesetzbuches zu erblinden. Nach 20-

jährigem Verlauf betrug die Wahrscheinlichkeit einer glaukombeding-
ten Blindheit auf zumindest einem Auge 27 % und auf beiden Augen 9 %.
Diesem relativ günstigen Ergebnis und der niedrigen Erblindungsrate
beider Augen steht allerdings entgegen, dass viele Patienten vor einer
vollständigen Erblindung teilerblindet sind und erhebliche Abstriche in
der Lebensqualität erfahren müssen. Darüber hinaus waren schon bei
der Diagnosestellung in dieser Studie 15 Patienten auf mindestens einem Auge blind.

Leider ist davon auszugehen, dass bei manchen Patienten mit primärem Offenwinkelglaukom ein hochgradiger Visusverlust bis zur Erblindung auftritt, auch wenn therapeutisch anscheinend alles richtig gemacht wird. Dieser Sachverhalt weist jedoch auch darauf hin, dass eine
rein drucksenkende Therapie, die sich an einem statistischen Normwert
orientiert, nicht ausreichend ist. *Hieraus leitet sich aus Sicht des Verfassers eine Notwendigkeit zur Erzielung von noch niedrigeren IOD-Werten ab*
(siehe Therapie, Kapitel 3).

1.5.2 Normaldruckglaukom

Bei der Progredienz des Normaldruckglaukoms sind sowohl Gemein-
samkeiten mit dem primären Hochdruck-Offenwinkelglaukom als auch
Besonderheiten dieses Glaukomtyps zu bemerken. In der Collaborative
Normal-Tension Glaucoma Study (1998) wurde die Bedeutung des IOD
für die Progredienz des Normaldruckglaukoms untersucht, indem 140
Augen mit Normaldruckglaukom in zwei Gruppen randomisiert wurden. Die eine Gruppe erhielt eine IOD-Senkung um 30 %, die andere wurde nicht behandelt. 28/79 (35 %) der Kontrollaugen und 7/61 (12 %) in der
Therapiegruppe erlebten eine progrediente Sehnervenschädigung oder
einen fortschreitenden Gesichtsfeldverlust. Die Analyse des progre-
dienzfreien Überlebens zeigte ebenfalls einen klaren Vorteil der Therapiegruppe mit einer mittleren Überlebenszeit von 2688 zu 1695 Tagen.
*Der IOD spielt demnach auch beim Normaldruckglaukom eine Rolle. Eine
Therapie, die den IOD senkt, ist auch beim Normaldruckglaukom nützlich,
allerdings müssen mögliche Nebenwirkungen mit in Betracht gezogen werden.*

Einen Einblick in den natürlichen Verlauf des Normaldruckglaukoms
ermöglicht die unbehandelte Kontrollgruppe dieser Studie: 65 % der
Nichtbehandelten verschlechterten sich innerhalb der ersten 3 Jahre der
Studie nicht oder kaum. Danach aber zeigte sich häufig eine Progredienz. Da sich aber auch 12 % der Patienten mit IOD-Senkung um 30 %
verschlechterten, sind auch Faktoren außerhalb des IOD für die Prognose individueller Patienten von Bedeutung.

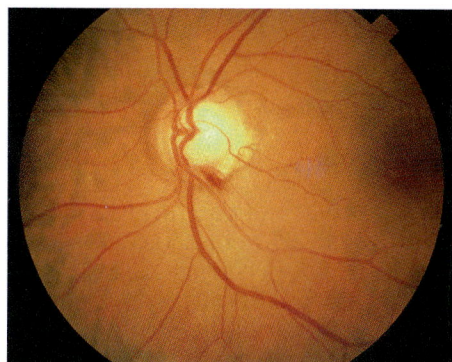

Abb. 1.**5**   Typische glaukomatöse Papillenexkavation beim Normaldruckglaukom mit temporal gelegener streifenförmiger Blutung.

Ishida et al. (1998) untersuchten die klinischen Faktoren, die mit der Progredienz des Gesichtsfeldverlusts bei Normaldruckglaukom zusammenhängen, indem sie 110 Patienten mit Normaldruckglaukom über 2 Jahre lang beobachteten. Die Wahrscheinlichkeit der Nichtprogredienz war signifikant höher für Patienten, die Kalziumantagonisten anwendeten. Ein pathologisches Ergebnis im Kälte-Erholungs-Test, der niedrige systolische Blutdruck, Papillenrandblutungen (Abb. 1.**5**) und verstärkte IOD-Schwankungen im Tagesprofil zeigten eine Tendenz zur Progredienz an. Auch Daugeliene et al. (1999) haben an 47 Augen mit Normaldruckglaukom, die sie mindestens 5 Jahre lang beobachteten, die Nichtanwendung von Kalziumantagonisten und Papillenrandblutungen als Risikofaktoren/-indikatoren der Progredienz gezeigt. In einer Studie von Fontana et al. (1999) war hinsichtlich der (kontralateralen) Progredienz des Normaldruckglaukoms von 54 Patienten vor allem die Beschaffenheit des neuroretinalen Randsaums von prognostischer Bedeutung. Je schmäler er war, desto rascher war das kontralaterale Auge progredient.

Die Risikofaktoren für eine Progredienz des Normaldruckglaukoms beinhalten damit den IOD, den niedrigen Blutdruck und Faktoren der Papillenmorphologie, also den Vorschaden.

1.5.3   Okuläre Hypertension

Für die Progredienz der okulären Hypertension zum manifesten Glaukom ist in erster Linie die Höhe des IOD verantwortlich, starke IOD-Schwankungen spielen ebenfalls eine wichtige Rolle (siehe dazu auch Abschnitt 1.4 „Glaukomformen"). In der Studie von Georgopoulos et al. (1997) entwickelten 71 von 354 unbehandelten Personen (etwa 20 %)

mit okulärer Hypertension (IOD $\geq$ 21 mm Hg) im Laufe von 7 Jahren ein Glaukom.

1.6   Aktuelle Aspekte der Pathogenese

1.6.1   Vaskuläre Komponente

Dass es bei der Glaukompathogenese – hier vor allem der Pathogenese des primären Offenwinkelglaukoms und des Normaldruckglaukoms – nicht um ein Entweder-oder, sondern um ein Sowohl-als-auch gehen müsste, hat bereits Priestley Smith 1879 erkannt und klassisch formuliert: *„The truth of the matter appears to be, that the glaucomatous cup is not a purely mechanical result of exalted pressure, but is in part at least, an atrophic condition which, though primarily due to pressure, includes vascular changes and impaired nutrition in the area of the disc and around its margin which require a considerable time for their full developement."*

Damit ist ein durchaus aktuelles Modell aus mechanischen, vaskulären und neurotrophen Komponenten umrissen. Inzwischen scheint allgemein akzeptiert, dass solche vaskulären und systemischen Komponenten in der Glaukomgenese eine wichtige Rolle spielen müssen. Übertrieben erscheint dem Verfasser allerdings die manchmal geäußerte Ansicht, dass der IOD für die Glaukomgenese nunmehr nur noch eine untergeordnete Bedeutung hätte. Wo stehen wir aber in der Zwischenzeit in der Erkenntnis der Bedeutung der mehr vaskulären Komponenten des Glaukoms?

In der Folge werden Befunde und Interpretationen zur vaskulären Komponente des Modells angeführt, die zum Teil noch spekulative Elemente enthalten und deren Bedeutung für den individuellen Patienten und seine Therapie noch weiter etabliert werden muss. Dennoch handelt es sich dabei um aktuelle Aspekte der Pathogenese.

a) Vaskuläre Risikofaktoren

Bevor die eher lokalen Faktoren des Perfusionsdrucks, der Autoregulation der Sehnervendurchblutung und des Reperfusionsschadens sowie die spezifischen Faktoren (nächtliche) systemische Hypotonie und vasospastische Erkrankungen diskutiert werden, erfolgt hier zunächst ein Blick auf das vaskuläre Risikoprofil von Glaukompatienten (siehe auch Abschnitt 1.6.1).

Stefan et al. (1998) haben in einem Kollektiv von 533 Glaukompatienten – 90,6 % mit primärem Offenwinkelglaukom und 9,3 % mit Normaldruckglaukom – bei 70,5% der Patienten zumindest *einen* vaskulären Risikofaktor gefunden. Bei Patienten mit primärem Offenwinkelglaukom waren degenerative Gefäßerkrankungen häufig, bei Patienten mit Normaldruckglaukom die arterielle Hypotonie und spastische Vasopathien. Die koronare Herzerkrankung kam bei beiden Glaukomformen gleich häufig vor. Das Glaukom schritt bei Patienten mit (mehr) vaskulären Risikofaktoren schneller fort.

Bei Patienten mit Normaldruckglaukom wurden vermehrt Herzrhythmusstörungen und stumme Myokardischämien (vor allem nachts) beobachtet, als Indiz dafür, dass diese Glaukomform möglicherweise im Rahmen eines generalisierten Krankheitsgeschehens gehäuft auftritt. Zahlreiche Untersuchungen zur okulären Durchblutung weisen auf eine Korrelation von vaskulären Parametern mit dem Normaldruckglaukom hin. Derzeit muss allerdings noch offen bleiben, ob diese Veränderungen primärer oder sekundärer Natur sind (u. a. Folge eines relativ zu hohen IOD, einer primären Neurodegeneration).

Ein neues Licht auf den etablierten Glaukom-Risikofaktor Lebensalter wirft Hayreh (1999): Da kardiovaskuläre Probleme wie die nächtliche arterielle Hypotonie (siehe S. 27) eine wichtige Rolle bei der Entstehung der glaukomatösen Optikusneuropathie spielen könnten, wertete Hayreh den Faktor Alter eher als indirekten Parameter für kardiovaskuläre Probleme denn als eigenständigen Risikofaktor.

b) Perfusion des Sehnervenkopfes

Hier ist vorauszuschicken, dass die Durchblutung beim Menschen nicht direkt messbar ist. Zahlreiche Parameter für die Perfusion sind oft methodisch schwierig auszuwerten und führen zu widersprüchlichen Ergebnissen in verschiedenen (Tier-)Modellen.

Die Perfusionsverhältnisse am Sehnervenkopf, die naturgemäß mit der allgemeinen vaskulären Situation in Verbindung stehen, gehören neben dem erhöhten IOD zu den wahrscheinlichen Einflussfaktoren der Glaukomgenese. Funktionell-anatomisch sind die Blutgefäße des Sehnervenkopfes und die Gefäße, welche die Chorioidea und hier besonders den peripapillären Bereich versorgen, für das Glaukom wesentlich. Die Bedeutung der Netzhautdurchblutung für den Glaukomschaden sollte dagegen nicht überbewertet werden.

Die okuläre Perfusion wird einerseits vom Perfusionsdruck und andererseits vom lokalen Widerstand reguliert. Die Höhe des effektiven Perfusionsdrucks ergibt sich somit aus dem arteriellen Perfusionsdruck und dem IOD. Bei steigendem IOD und gleichbleibendem arteriellen Perfusionsdruck fällt der effektive Perfusionsdruck. Wenn der arterielle

Blutdruck absinkt und/oder der IOD steigt, wird die Durchblutung der Papille vermindert.

Wichtiger als der effektive Perfusionsdruck ist nach Flammer aber die lokale Regulation (Autoregulation) der Durchblutung, die über den lokalen Gefäßwiderstand gesteuert wird. Er gilt als entscheidende Größe der okulären Perfusion (siehe auch folgenden Abschnitt) (Flammer, 2000).

Sponsel etwa konnte mittels Scanning-Laser-Doppler nachweisen, dass bei Patienten mit chronischem Offenwinkelglaukom die Perfusion in der Retina und im Sehnervenkopf gegenüber Gesunden signifikant reduziert ist. Aldoori et al. (1998) haben einen erhöhten vaskulären Widerstand mit verringerter diastolischer Durchblutung in kleinen Orbitagefäßen von Glaukompatienten gezeigt. Nach Tielsch et al. (1995) nimmt das Glaukomrisiko mit fallendem diastolischen Perfusionsdruck zu: Wenn man das Glaukomrisiko bei einem Perfusionsdruck über 50 mm Hg mit 1 festlegt, steigt es bei einem Perfusionsdruck zwischen 40 und 49 mm Hg auf 1,72, zwischen 30 und 39 mm Hg auf 2,14 und ist bei einem Perfusionsdruck unter 30 mm Hg 6,22fach erhöht.

c) Autoregulation bzw. lokale Regulation der Durchblutung

Die Autoregulation der Perfusion des Sehnervenkopfes soll die Unabhängigkeit der Durchblutung vom (arteriellen bzw. effektiven) Perfusionsdruck gewährleisten. Bei fallendem Perfusionsdruck müsste der Tonus in den Widerstandsgefäßen regulativ nachgeben. Diese lokale Autoregulation ist ein dynamischer Prozess. Es lassen sich aus der individuellen Reaktionsform auf definierte Reize (z. B. Stress oder Kälte) bestimmte Veranlagungen ablesen (Flammer, 2000).

Bei Patienten mit Normaldruckglaukom wurde mittels Fluoreszenz-Angiographie eine insgesamt langsamere Zirkulation als bei Normalpersonen festgestellt. Bei steigendem Blutdruck *verlangsamte* sich die Zirkulation dieser Patienten, was eindeutig auf einen erhöhten peripheren Widerstand hinweist. *Die verlangsamte okuläre Perfusion bei Normaldruckglaukom könnte somit Folge einer systemischen Durchblutungsverlangsamung sein, was unter anderem bei generalisierter Arteriosklerose wie auch bei vasospastischen Syndromen vorkommen kann.*

Hinweise auf eine Dysfunktion der vaskulären Autoregulation bei Glaukompatienten erbrachte die Studie von Chung et al. (1999). Sie wiesen u. a. nach, dass nachts, wenn der arterielle Druck in der A. ophthalmica fiel, die Blutflussgeschwindigkeit bei Glaukompatienten zurückging, während sie bei gleichaltrigen gesunden Probanden konstant blieb. Wenn die Autoregulation gestört ist, kann eine IOD-Erhöhung oder ein Blutdruckabfall (leichter) eine Minderperfusion der Papillenregion induzieren.

Die Autoregulation kann durch Veranlagung, primäre neurodegenerative Vorgänge oder Vasospasmus beeinträchtigt sein. Sie kann nach Anderson (1999) auch mangelhaft sein, wenn eine Erkrankung wie die Atherosklerose schon einen großen Teil der Autoregulation „aufgebraucht" hat.

d) Hypotonie und nächtliche hypotensive Episoden

Eine arterielle Hypotonie, eine Neigung zur orthostatischen Dysregulation und nächtliche hypotensive Episoden werden bei vielen Glaukompatienten, vor allem mit Normaldruckglaukom, gefunden. Der niedrige Blutdruck tritt oft zusammen mit Vasospasmen (siehe e) auf, die sich als kalte Hände oder Füße, Migräne oder Hörsturz äußern können. Der nächtliche Blutdruckabfall könnte eine besondere Gefahr für die Perfusion und Ernährung des Sehnervenkopfes darstellen.

Der niedrige, stabile Blutdruck scheint insgesamt ungefährlicher zu sein als plötzliche Blutdruckabfälle, die bevorzugt nachts auftreten. Nicht wenige Patienten entwickeln solche nächtlichen Blutdrucktiefs unter antihypertensiver Therapie. Bei Glaukompatienten nimmt die Durchblutung am Sehnervenkopf bei Blutdruckabfällen überproportional stark ab.

In der Untersuchung von Collignon et al. (1998) an 70 Patienten – 51 mit primärem Offenwinkelglaukom und 19 mit Normaldruckglaukom – erwies sich der mit 24-Stunden-Messung dokumentierte verstärkte nächtliche Abfall des systolischen Blutdrucks bei 2-jährigen Nachkontrollen als Indikator der *Glaukomprogredienz* mit einer Sensitivität von 86 % und einer Spezifität von 85 %. Graham und Drance (1999) untersuchten die Bedeutung der nächtlichen Hypotonie an 70 Glaukompatienten im Mittel 5,1 Jahre lang. Der mittlere nächtliche Blutdruck war bei Patienten mit progredientem Gesichtsfeldverlust niedriger als bei Patienten mit stabiler Erkrankung.

Hayreh et al. (1999) untersuchten die Rolle der nächtlichen arteriellen Hypotonie an 114 Patienten mit anteriorer ischämischer Optikusneuropathie, 131 mit Normaldruckglaukom und 30 mit primärem Offenwinkelglaukom mittels 24-Stunden-Blutdruckmessung und IOD-Tagesprofil. Die Patienten mit Normaldruckglaukom hatten einen signifikant stärkeren nächtlichen diastolischen Blutdruckabfall als die Patienten mit anteriorer ischämischer Optikusneuropathie. Glaukompatienten mit Progredienz wiesen signifikant geringere minimale nächtliche diastolische Blutdruckwerte und einen größeren mittleren Rückgang im systolischen, diastolischen und mittleren Blutdruck bei Nacht auf. Der

IOD dagegen zeigte in dieser Studie bei allen drei Erkrankungen keine signifikante Korrelation mit dem Gesichtsfeldverfall. Patienten, die Betablocker-Augentropfen verwendeten, hatten einen stärkeren nächtlichen Abfall des mittleren diastolischen Blutdrucks und einen niedrigeren minimalen diastolischen nächtlichen Blutdruck als Patienten ohne. *Fällt der nächtliche Blutdruck bei Personen mit vulnerablem Sehnervenkopf unter eine bestimmte Grenze, begünstigt dies also die Entstehung und Progredienz der glaukomatösen Optikusneuropathie.*

Hinzu kommt, dass gerade zu Zeiten des nächtlich und frühmorgendlich abfallenden Blutdrucks eine Erhöhung des IOD stattfindet, womit der Perfusionsdruck von beiden Seiten her ungünstig beeinflusst und die Autoregulation erschwert wird. Sinnvoll ist daher bei Patienten mit progredientem Glaukom eine 24-Stunden-Blutdruckmessung.

e) Vasospasmen

Vasospastik ist definiert als reversible Konstriktion morphologisch unauffälliger oder atherosklerotisch veränderter Gefäße. Verantwortlich für Vasospasmen sind neurogene, myogene und humorale Faktoren. Anamnestisch geben kalte Hände, kalte Füße, ein Raynaud-Syndrom, Tinnitus, Hörsturz, Migräne oder Angina pectoris Hinweise auf mögliche vasospastische Syndrome. Kälte, Nikotin und emotionaler Stress sind typische Auslöser für Gefäßspasmen. Auch am Auge wurden Vasospasmen dokumentiert, bei denen passagere Gesichtsfelddefekte ähnlich wie beim Glaukom auftraten.

Für das Glaukom relevant sind die primären, generalisierten, anlagebedingten Vasospasmusformen. Sekundäre Formen bei Entzündungen (z.B. bei multipler Sklerose) oder Atherosklerose sind weniger bedeutsam. Die primären, schon in der Jugend symptomatischen vasospastischen Syndrome sind oft mit niedrigem Blutdruck verbunden. Die betroffenen Patienten reagieren z.B. auf Kältestimuli eher mit Gefäßkontraktionen. Vasospasmen erschweren die angemessene lokale Regulation der Perfusion, u.a. auch des Sehnervenkopfes.

Vasospasmen beeinflussen vermutlich bei einer Subgruppe von Patienten die Genese und Progredienz des Normaldruckglaukoms. Für andere Subgruppen und für die Mehrzahl der Patienten mit der Hochdruck-Variante des Offenwinkelglaukoms sind sie vermutlich weniger wichtig.

f) Reperfusionsschaden

Um den Weg von der Minderperfusion zur Nervenschädigung zu erklären, führt Flammer das Konzept des Reperfusionsschadens an. Dieser entsteht nicht nur bei Minderperfusion und Ischämie, sondern gerade bei stark wechselnden, nicht bedarfsgerechten Perfusionsverhältnissen. Bei der Reperfusion werden freie Radikale gebildet, die eine Kaskade in Gang setzen und unterhalten, die bis zum Zelltod führen kann. Nicht nur die Ganglienzellen, sondern auch die Gliazellen der Papille können betroffen sein. Diese Gliazellen sind zwar gegen Sauerstoffmangel ziemlich resistent, reagieren aber sehr empfindlich auf freie Radikale, die über mehrere Zwischenschritte den Zelltod auslösen (siehe folgenden Abschnitt) (Flammer, 2000).

> Wichtig für das zukünftige Verständnis der Glaukompathogenese: Ist die Bedeutung der vaskulären Komponente weitgehend auf das Normaldruckglaukom beschränkt oder wird sie dort nur am deutlichsten?

1.6.2 Apoptose

Die Apoptose, der programmierte Zelltod, hat bei physiologischen Prozessen wie Gewebeentwicklung, Wachstum, Umbauvorgängen und Alterung eine zentrale Bedeutung. Reguliert wird die Apoptose durch Gene, die den Zelltod verzögern oder beschleunigen. Apoptose tritt auch bei degenerativen Erkrankungen auf und konnte auch beim experimentellen Glaukom im Tierversuch nachgewiesen werden. Eine andere Form des Zelluntergangs ist die Nekrose, die durch Entzündung und primären Zellwandschaden charakterisiert ist. Der Prozess der Apoptose dagegen ist durch eine primäre Zytoplasma- und Zellkernkondensation als morphologisches Korrelat der DNS-Fragmentierung gekennzeichnet und verläuft ohne Entzündung und primäre Zellwandschädigung.

Für die Auslösung der Apoptose retinaler Ganglienzellen haben die bei der Reperfusion entstehenden freien Radikale, große Mengen exzitatorischer Neurotransmitter (vor allem Glutamat) und der überschüssige Kalziumeinstrom in die Zellen eine Bedeutung, nicht zuletzt auch als mögliche Ansatzpunkte einer neuroprotektiven Therapie.

Bei Ischämien entstehen nicht nur freie Radikale, sondern werden auch große Mengen Neurotransmitter aus den Neuronen freigesetzt (Osborne, 2000). Wegen Energiemangel gelingt die Inaktivierung dieser Neurotransmitter nicht, so dass hohe extrazelluläre Mengen beispielsweise des Neurotransmitters Glutamat einwirken können. Im Glaskörper des postischämischen Rattenauges wurden nach experimenteller IOD-Erhöhung und Auslösung eines ischämischen Insultes erhöhte Glutamat-Spiegel gemessen. Vorwerk et al. (1999) haben auch im Glaskörper von Glaukompatienten eine erhöhte Glutamat-Konzentration gefunden, im Durchschnitt 27 μM im Vergleich zu 11 μM bei Kontrollpersonen. Die Glutamat-Konzentration der Patienten ist ausreichend, um Ganglienzellen absterben zu lassen. Denn die erhöhte Glutamat-Konzentration ist schädlich für Zellen, die an ihrer Oberfläche Glutamat-Rezeptoren tragen. Infolge einer Überaktivierung dieses Rezeptors dringen große Mengen Kalzium und Natrium in die Zellen ein. Der überschüssige Kalziumeinstrom aktiviert nach der derzeitigen Arbeitshypothese Mechanismen, die den Zelltod auslösen. Ganglienzellen und ein Subtyp der amakrinen Zellen, die ebenfalls beim Glaukom zugrunde gehen, tragen Glutamat-Rezeptoren.

Dieses Modell der Apoptose-Entstehung in der retinalen Ganglienzelle beim Glaukom bietet grundsätzlich drei therapeutische Angriffspunkte: Die Bildung oder Wirkung freier Radikale ließe sich mit Antioxidanzien reduzieren, zur Ausschaltung der Noxe Glutamat wären Glutamat-Antagonisten sinnvoll, und der Kalziumeinstrom in die Zelle ließe sich mit Kalziumantagonisten vermindern (siehe auch Abschnitt 3.2.10).

1.6.3 Veränderte Kollagenstruktur

Bei Patienten mit Normaldruckglaukom und auch bei Patienten mit Offenwinkelglaukom könnte – genetisch determiniert – weniger oder in seiner Elastizität und Zusammensetzung verändertes neuronales Stützgewebe der Lamina cribrosa vorliegen. Dadurch könnte die Toleranz des Sehnerven gegenüber dem IOD und vaskulären Risikofaktoren vermindert sein. Die Biomorphometrie der Papille stützt eine solche Hypothese in gewisser Weise. Bei Patienten mit Normaldruckglaukom besteht eine gleich große oder gar größere Papillenexkavation mit vergleichsweise kleiner neuroretinaler Randzone, steilen Exkavationsrändern und einem relativ flachen Exkavationsboden. Dagegen würde man ja erwarten, dass bei hohem IOD und mechanisch bedingter Exkavation diese steiler und tiefer sein sollte als bei relativ niedrigem IOD. Diese Beobachtung spricht dafür, dass eine Bindegewebsschwäche, wahrscheinlich hereditär bedingt, schon bei relativ normalem IOD eine Exkavation zulässt. Hierdurch könnten Kapillaren, die in den Bindegewebslamellen der Lamina cribrosa verlaufen, schon bei relativ niedrigem IOD bzw. bei Blutdruckschwankungen oder niedrigem Blutdruck kollabieren.

1.7 Fazit zur Pathogenese

Zusammenfassend ergibt sich in der Pathogenese der Glaukome folgendes Bild: Zahlreiche Sekundärglaukome werden in ihrer Entstehung relativ gut verstanden. So ist z. B. beim traumatischen Sekundärglaukom oder beim steroidinduzierten Glaukom der oft sehr stark erhöhte IOD die pathogenetisch wichtige Kenngröße. Wird der IOD normalisiert, ist bei diesen Glaukomformen in aller Regel die Progredienz gestoppt. Eine ähnlich klare Rolle kommt dem erhöhten IOD bei den sekundären Winkelblockformen zu wie auch beim kongenitalen Glaukom. Weniger klar definiert sind die relevanten Mechanismen beim Glaucoma chronicum simplex und seiner Spielform, dem Normaldruckglaukom. Bei beiden Glaukomformen spielen folgende Faktoren nach aller Wahrscheinlichkeit eine Rolle, wenn auch bei individuellen Akzenten in unterschiedlichem, nicht leicht zu determinierendem Ausmaß:

– relative IOD-Erhöhung (sicher)
– verminderte lokale Durchblutung bzw. Regulationsfähigkeit der Durchblutung durch
  – lokal bedingte Perfusionsstörungen
  – systemisch bedingte Perfusionsstörungen
– strukturelle Schwäche der Kollagenstruktur des Sehnervenkopfes.

Zukünftige Therapieprinzipien sollten sich nicht nur in allgemeiner Weise, sondern auch orientiert am individuellen Glaukompatienten an diesen pathogenetischen Mechanismen ausrichten.

Literatur

Ahnoux-Zabsonre A, Keita C, Safede K, Tanoe A. [Prevalence of primary chronic open-angle glaucoma in Ivory Coast]. J Fr Ophthalmol. 1998;21 : 643 – 7.

Aldoori MI, Marmion VJ, Baird RN. Vascular resistance in primary open angle glaucoma. Acta Ophthalmol Scand. 1998;76 : 668 – 70.

Anderson DR. Introductory comments on blood flow autoregulation in the optic nerve head and vascular risk factors in glaucoma. Surv Ophthalmol. 1999; 43:S5 – 9.

Ates H, Uretmen O, Temiz A, Andac K. Erythrocyte deformability in high-tension and normal tension glaucoma. Int Ophthalmol. 1998;22 : 7 – 12.

Bathija R, Gupta N, Zangwill L, Weinreb RN. Changing definition of glaucoma. J Glaucoma. 1998;7 : 165 – 9.

Bojic L, Skare-Librenjak L. Circulating platelet aggregates in glaucoma. Int Ophthalmol. 1998 – 99;22 : 151 – 4.

Bonomi L, Marchini G, Marraffa M, Bernardi P, De Franco I, Perfetti S, Varotto A, Tenna V. Prevalence of glaucoma and intraocular pressure distribution in a defined population. The Egna-Neumarkt Study. Ophthalmology. 1998;105 : 209 – 15.

Budde WM, Jonas JB. Family history of glaucoma in the primary and secondary open-angle glaucomas. Graefes Arch Clin Exp Ophthalmol. 1999;237 : 554 – 7.

Chung HS, Harris A, Evans DW, Kagemann L, Garzozi HJ, Martin B. Vascular aspects in the pathophysiology of glaucomatous optic neuropathy. Surv Ophthalmol. 1999;43(Suppl 1):S43 – 50.

Collaborative Normal-Tension Glaucoma Study Group. Comparison of glaucomatous progression between untreated patients with normal-tension glaucoma and patients with therapeutically reduced intraocular pressures. Am J Ophthalmol. 1998;126 : 487 – 97.

Coleman AL. Glaucoma. Lancet. 1999;354 : 1803 – 10.

Collignon N, Dewe W, Guillaume S, Collignon-Brach J. Ambulatory blood pressure monitoring in glaucoma patients. The nocturnal systolic dip and its relationship with disease progression. Int Ophthalmol. 1998;22 : 19 – 25.

Cursiefen C, Wisse M, Cursiefen S, Junemann A, Martus P, Korth M. Migraine and tension headache in high-pressure and normal-pressure glaucoma. Am J Ophthalmol. 2000;129 : 102 – 4.

Daugeliene L, Yamamoto T, Kitazawa Y. Risk factors for visual field damage progression in normal-tension glaucoma eyes. Graefes Arch Clin Exp Ophthalmol. 1999;237 : 108 – 5.

De Marinis M, Giraldi JP, de Feo A, Rinalduzzi S, De Benedetti G, Mollicone A, Accornero N. Migraine and ocular pain in „glaucoma suspect". Cephalalgia. 1999;19 : 243 – 7.

Egorov VV, Baldachin IL, Sorokin EL. [Impact of disorders in blood rheology on progress of glaucoma in patients with stable normalized intraocular pressure]. Vestn Oftalmol. 1999;115 : 5 – 7.

Erb C, Batra A, Lietz A, Bayer AU, Flammer J, Thiel HJ. Psychological characteristics of patients with normal-tension glaucoma. Graefes Arch Clin Exp Ophthalmol. 1999;237 : 753 – 7.

Evans DW, Harris A, Garrett M, Chung HS, Kagemann L. Glaucoma patients demonstrate faulty autoregulation of ocular blood flow during posture change. Br J Ophthalmol. 1999;83 : 809 – 13.

Foss AJ, Rauf A, Aihie Sayer A, Evans JR, Cooper C, Wormald RP, Barker DJ. Does raised intraocular pressure begin in utero? Birth weight etc.. Br J Ophthalmol. 1998;82 : 1125 – 30.

Flammer J. Okuläre Perfusion: Ist der Glaukomschaden ein Reperfusionsschaden? In: Erb C, Krieglstein K, eds. Glaukom – Fragen zur Praxis. Köln: Agamede; 2000 : 102 – 25.

Flammer J, Haefliger IO, Orgul S, Resink T. Vascular dysregulation: a principal risk factor for glaucomatous damage? J Glaucoma. 1999;8 : 212 – 19.

Fontana L, Poinoosawmy D, Bunce CV, O'Brien C, Hitchings RA. Pulsatile ocular blood flow investigation in asymmetric normal tension glaucoma and normal subjects. Br J Ophthalmol. 1999;83 : 1002 – 5.

Gasser P, Stumpfig D, Schotzau A, Ackermann-Liebrich U, Flammer J. Body mass index in glaucoma. J Glaucoma. 1999;8:8–11.

Georgopoulos G, Andreanos D, Liokis N, Papakonstatinou D, Vergados J, Theodossiadis G. Risk factors in ocular hypertension. Eur J Ophthalm. 1997;7:357–63.

Graef M, Halbach E, Kaufmann H. [Causes of blindness in Hessia in 1996]. Klin Monatsbl Augenheilk. 1999;215:50–5.

Graham SL, Drance SM. Nocturnal hypotension: role in glaucoma progression. Surv Ophthalmol. 1999; (43 Suppl)1:S10–6.

Grunwald JE, Piltz J, Hariprasad SM, Dupont J, Maguire MG. Optic nerve blood flow in glaucoma: effect of systemic hypertension. Am J Ophthalmol. 1999;127:516–22.

Gugleta K, Orgul S, Flammer J. Asymmetry in intraocular pressure and retinal nerve fiber layer thickness in normal-tension glaucoma. Ophthalmologica. 1999;213:219–23.

Hattenhauer MG, Johnson DH, Ing HH, et al. The probability of blindness from open-angle glaucoma. Ophthalmology. 1998;105:2099–104.

Hayreh, SS. The role of age and cardiovascular disease in glaucomatous optic neuropathy. Surv Ophthalmol. 1999;43(Suppl 1):S27–42.

Hayreh SS, Podhajsky P, Zimmerman MB. Role of nocturnal arterial hypotension in optic nerve head ischemic disorders. Ophthalmologica. 1999;213:76–96.

Hiller R, Podgor MJ, Sperduto RD, Wilson PW, Chew EY, D'Agostino RB. High intraocular pressure and survival: the Framingham Studies. Am J Ophthalmol. 1999;128:440–45.

Hod Y, Corcia Y, Yassur Y, Geyer O. [Causes of blindness in Israel]. Harefuah. 2000;138:276–8, 342.

Ishida K, Yamamoto T, Kitazawa Y. Clinical factors associated with progression of normal-tension glaucoma. J Glaucoma. 1998;7:372–77.

Konareva-Kostianeva M. Family history and some other factors in primary open angle glaucoma. Folia Med (Plovdiv). 1998;40:78–81.

Krumpaszky HG, Lüdtke R, Mickler A, Klauss V, Selbmann HK. Blindness incidence in Germany. A population-based study from Württemberg-Hohenzollern. Ophthalmologica. 1999;213:176–82.

Kurtz S, Goldenfeld M, Melamed S. [Early detection of glaucoma by a mobile unit–results from 10.000 examinees]. Harefuah. 2000;138:273–6, 342.

Mitchell P, Hourihan F, Sandbach J, Wang JJ. The relationship between glaucoma and myopia: the Blue Mountains Eye Study. 1999a;106:2010–5.

Mitchell P, Wang JJ, Hourihan F. The relationship between glaucoma and pseudo-exfoliation: the Blue Mountains Eye Study. Arch Ophthalmol. 1999b;117:1319–24.

Mojon DS, Hess CW, Goldblum D, et al. High prevalence of glaucoma in patients with sleep apnea syndrome. Ophthalmology. 1999;106:1009–12.

Nickells RW. Apoptosis of retinal ganglion cells in glaucoma: an update of the molecular pathway involved in cell death. Surv Ophthalmol. 1999;43 (Suppl 1):S151–61.

Osborne NN. Neuroprotektion: Glaukom – neue Langzeitstrategie? In: Erb C, Krieglstein K, eds. Glaukom – Fragen zur Praxis. Köln: Agamede; 2000:90–101.

Qureshi IA, Xiao RX, Yang BH, Zhang J, Xiang DW, Hui JL. Seasonal and diurnal variations of ocular pressure in ocular hypertensive subjects in Pakistan. Singapore Med J. 1999;40:345–8.

Schubert HD. Ocular manifestations of systemic hypertension. Curr Opin Ophthalmol. 1998;9:69–72.

Schuman JS, Massicotte EC, Connolly S, Hertzmark E, Mukherji B, Kunen MZ. Increased intraocular pressure and visual field defects in high resistance wind instrument players. Ophthalmology. 2000;107:127–33.

Sim DH, Goh LG, Ho T. Glaucoma pattern amongst elderly Chinese in Singapore. Ann Acad Med Singapore. 1998;27:819–23.

Sommer A, Tielsch JM, Katz J, et al. Relationship between intraocular pressure and primary open angle glaucoma among white and black Americans. The Baltimore Eye Survey. Arch Ophthalmol. 1991;109:1090–5.

Stefan C, Cucea R, Popescu A, Serban MM. [Vascular risk factors in glaucoma]. Oftalmologia. 1998;45:37–44.

Suzuki Y, Shirato S, Adachi M, Hamada C. Risk factors for the progression of treated primary open-angle glaucoma: a multivariate life-table analysis. Graefes Arch Clin Exp Ophthalmol. 1999;237:463–7.

Tielsch JM, Katz J, Sommer A, Quigley HA, Javitt JC. Hypertension, perfusion pressure, and primary open-angle glaucoma. A population-based assessment. Arch Ophthalmol. 1995;113:216–21.

Tuck MW, Crick RP. The age distribution of primary open angle glaucoma. Ophthalmic Epidemiol. 1998;5:173–83.

Turno-Krecicka A, Nizankowska MH, Pacholska D. [Investigators correlating age and selected vascular risk factors in primary glaucoma based on screening data of the Medical Diagnostics Center DOLMED in Wroclaw]. Klin Oczna. 1997;99:185–8.

Vorwerk CK, Gorla MS, Dreyer EB. An experimental basis for implicating excitotoxicity in glaucomatous optic neuropathy. Surv Ophthalmol. 1999;43(Suppl 1):S141–50.

Wang JJ, Mitchell P, Smith W. Is there an association between migraine headache and open-angle glaucoma? Findings from the Blue Mountains Eye Study. Ophthalmology. 1997;104:1714–9.

Wensor MD, McCarty CA, Stanislavsky YL, Livingston PM, Taylor HR. The prevalence of glaucoma in the Melbourne Visual Impairment Project. Ophthalmology. 1998;105:733–9.

Williams-Lyn D, Flanagan J, Buys Y, et al. The genetic aspects of adult-onset glaucoma: a perspective from the Greater Toronto area. Can J Ophthalmol. 2000;35:12–7.

Wolfs RC, Klaver CC Ramrattan RS, van Duijn CM, Hofman A, de Jong PT. Genetic risk of primary open-angle glaucoma. Population-based familial aggregation study. Arch Ophthalmol. 1998;116:1640–5.

2 Screening und Diagnostik

2.1 Glaukom-Screening

Das möglichst frühe Erkennen einer Erkrankung ist im Allgemeinen wünschenswert, vor allem dann, wenn dies zu zeitigerer und damit besserer und effektiverer Therapie führen kann. Das ist beim Glaukom sicher gegeben. Im Gegensatz zu anderen Erkrankungen, wie z.B. verschiedenen Krebserkrankungen, wurde eine Früherkennung von Glaukomerkrankungen bisher von den Kostenträgern (Krankenkassen) in Deutschland zwar als sinnvoll erachtet, aber nicht finanziert. Dieses Manko der Gesundheitsversorgung wird aber in absehbarer Zeit korrigiert werden. Für eine Früherkennung ist ein Screening notwendig. Für Screening gibt es eine Reihe zum Teil recht komplizierter Definitionen, eine einfache liefert z.B. das Roche Lexikon Medizin (1993): Screening bzw. „Vorfelddiagnostik" heißt eine „auf eine bestimmte Krankheit gerichtete diagnostische Maßnahme („Test") mit dem Ziel – in der Gesamtbevölkerung oder einem besonders gefährdeten Teil derselben – symptomlose Krankheitsträger (möglichst im Frühstadium) zu erkennen und sie einer effektiven Behandlung („Intervention") zuzuleiten. Der Test darf nur mit einem geringfügigen bzw. gefahrlosen Eingriff ... verbunden sein und muss über hohe Sensitivität und Spezifität verfügen ..."

Screeningprogramme sind dann gerechtfertigt, wenn eine symptomarm oder symptomlos beginnende Erkrankung mit ausreichend hoher Prävalenz nur durch eine entsprechend zuverlässige und akzeptable diagnostische Maßnahme früh erkannt wird und wenn die Früherkennung einen tatsächlichen Therapievorteil bringt. Wegen der gesellschaftlichen Kosten des Screenings will die ökonomische Dimension (siehe auch 2.1.5) mitbedacht sein. Grundsätzlich soll sich das Screening kosteneinsparend auswirken.

Beim Glaukom sind die Faktoren „symptomarmer Beginn" und „hohe Prävalenz" unbestritten. Die Screeningmethoden, der Therapievorteil bei Früherkennung und der ökonomische Nutzen des Glaukom-Screenings werden in der Folge diskutiert.

2.1.1 Zuverlässigkeit der Screeningmethoden

Das Glaucom-Screening verfolgt das Ziel, Personen mit erhöhtem Glaukomrisiko („Glaukomverdächtige") und Personen mit bisher unbemerkten Gesichtsfelddefekten zu entdecken. Die wichtigsten Screeningtests sind die Tonometrie, Ophthalmoskopie und Perimetrie (zu den Methoden siehe Abschnitt 2.2). Ein angemessenes Glaukom-Screening kann nur der Augenarzt vornehmen.

Ein erhöhtes Glaukomrisiko ergibt sich nach den bekannten Risikofaktoren am ehesten aus dem Lebensalter und aus dem erhöhten IOD. Das Glaukom-Screening beginnt daher mit der IOD-Messung. Diese schnelle und einfache Untersuchung hat jedoch nur eine limitierte Aussagefähigkeit für das Glaukom. Es gibt keinen IOD-Grenzwert, der für sich allein eine akzeptable Sensitivität *und* Spezifität des Screenings ermöglichen würde. In der Baltimore Eye Survey hatte ein IOD > 18 mm Hg eine Sensitivität und Spezifität für Glaukom/Glaukomverdacht von jeweils 65 %. Ein Grenzwert von 21 mm Hg verbesserte die Spezifität auf 92 %, verminderte aber die Sensitivität auf 44 % (Tielsch et al., 1991). Da die meisten Personen mit moderat erhöhtem IOD nie an einem Glaukom erkranken und da in Europa 20–35 % der Glaukomerkrankungen bei einem IOD im statistischen Normbereich beginnen, wäre das alleinige tonometrische Screening der Allgemeinbevölkerung über 40 oder 45 Jahren nicht effektiv.

Im Glaukom-Screening muss deshalb zusätzlich zur Messung des IOD auch noch die Ophthalmoskopie zur Beurteilung des Sehnervenkopfes hinzutreten. Allerdings ist auch die Ophthalmoskopie kein absolut zuverlässiger Screeningparameter. Die enorme Vielfalt der Papillenkonfigurationen, Normalvarianten (z. B. bei Myopie) und die unterschiedliche Erfahrung der Untersucher beeinflussen das Ergebnis. In der Baltimore Eye Survey etwa hatten verschiedene Kombinationen aus Papillenparametern, IOD und Familienanamnese nur moderate Sensitivitäten zwischen 49 und 66 % sowie Spezifitäten zwischen 79 und 87 % für Glaukom (Baltimore Eye Survey).

Die Kombination aus Anamnese, IOD-Messung und Ophthalmoskopie ist allerdings sehr wohl geeignet, den *Glaukomverdacht* zu formulieren. In diesem Fall muss die Perimetrie hinzutreten, denn reproduzierbare Gesichtsfelddefekte sind bei Ausschluss anderer Ursachen das zuverlässigste Verfahren zur Diagnose des Glaukoms.

Die übliche Perimetrie (siehe auch S. 49) ist jedoch als allgemeine Screeningmethode nicht geeignet, da sie viel zu zeitraubend und kostspielig ist. Sie ist jedoch unverzichtbar zur Sicherung der Diagnose des Glaukoms. Allerdings muss auch hierbei bedacht werden, dass Skotome bei üblichen Perimetrieverfahren einen fortgeschrittenen Krankheitsverlauf andeuten können. Man spricht in diesem Zusammenhang auch von dem so genannten präperimetrischen Glaukom und meint damit, dass erhebliche Teile der Sehnervenfasern ausgefallen sein können, bevor sich dies im Gesichtsfeld widerspiegelt.

In einer Testreihe mit 145 Personen ohne Glaukom und 67 Patienten mit zuvor nicht diagnostiziertem Glaukom erwiesen sich die folgenden Untersuchungen in der genannten Reihenfolge als beste Diskriminatoren des Glaukoms: 1. eine statische Schwellenwertperimetrie, 2. eine Untersuchung der Papille und 3. der IOD. Wurden alle drei Verfahren kombiniert, ergaben sich Sensitivitäten und Spezifitäten von mehr als 90%. Weitere Tests führten nicht zu einer entscheidend besseren Diagnose des Glaukoms (Harper und Reeves, 1999).

Die Empfehlung zum Screening des Glaukoms lautet demnach, dass ein initiales Screening die Messung des IOD und die Ophthalmoskopie der Papille beinhalten muss. Bei verdächtigen Befunden (z.B. IOD ≥ 21 mm Hg, vertikale Cup/Disk-Ratio $> 0,5$) muss die zusätzliche Schwellenwert-Perimetrie erfolgen. Hiermit lassen sich dann eine akzeptable Sensitivität und Spezifität erreichen.

2.1.2 Ein Screening muss gezielt sein

Ein Screening, das die gesamte Bevölkerung in gleicher Weise umfassen würde, wäre vom Arbeitsaufwand und auch in finanzieller Hinsicht ineffektiv. Es ergäbe sich ein klarer ökonomischer Zielkonflikt zwischen der Größe des potenziellen Screeningkollektivs einerseits und der Prävalenz des Glaukoms andererseits. Daher ist es notwendig, das Screeningkollektiv auf die Risikogruppen einzuschränken, deren Screening vorrangig ist.

Das Glaukom-Screening ist am sinnvollsten in Kollektiven mit erhöhter Prävalenz. Bezüglich des primären Offenwinkelglaukoms inklusive Normaldruck-Variante zählen dazu:

- Menschen ab dem 40. Lebensjahr (Prävalenz 40.–50. Lebensjahr ca. 0,2%, über 80 Jahren ca. 10%)
- Personen mit positiver Familienanamnese
- Myope
- Patienten mit niedrigem Blutdruck und oder vasospastischen Symptomen / Patienten mit hohem Blutdruck
- schwarzhäutige Menschen
- Patienten mit regelmäßiger Steroideinnahme

Von besonderer Bedeutung sind Kombinationen dieser Risikomerkmale, denn sie definieren mit hoher Wahrscheinlichkeit die Zugehörigkeit zu einer Hochrisikogruppe.

Für spezielle Glaukomformen, wie z.B. das Winkelblockglaukom, können spezielle Hochrisikogruppen definiert werden (Asiaten).

Bei bekannter okulärer Hypertension ist eine spezielle Verlaufskontrolle erforderlich, die im Abschnitt 2.4.2 erläutert wird.

2.1.3 Ergebnis des Screenings: „Glaukomverdacht" und Frühdiagnose

Die *Diagnose eines „Glaukomverdachts" bzw. „hohen Glaukomrisikos"* ergibt sich aus einer Risikokonstellation, die das Auftreten einer glaukomatösen Sehnervenschädigung auf absehbare Zeit wahrscheinlich macht. Eine Bedeutung für das Risikoprofil eines Patienten neben dem erhöhten IOD und den übrigen genannten Faktoren (siehe 1.3) haben z.B. auch Papillenrandblutungen, eine pathologische Pigmentdispersion oder eine Pseudoexfoliation. In diesen Fällen ist eine Therapie oft angezeigt, selbst wenn noch keine eindeutigen Papillen- oder Gesichtsfeldänderungen nachweisbar sind.

Die *Frühdiagnose* ergibt sich aus dem Nachweis einer grenzwertig bis leicht ausgeprägten morphologischen Veränderung, die für das Glaukom pathognomonisch ist. (Deutliche) funktionelle Veränderungen sprechen gegen eine Frühdiagnose. Bei kleinen Papillen ist ein früher Gesichtsfeldausfall möglich, ohne dass eine glaukomatöse Exkavation sichtbar wird.

Warum manche Glaukome im Frühstadium und andere erst spät mit ausgeprägtem Gesichtsfeldverlust diagnostiziert werden, haben Fraser et al. (1999a) an 100 Patienten (Spätdiagnose) und 100 Kontrollen (Frühdiagnose) aus dem Moorfields Eye Hospital in London untersucht. Der ethnische Ursprung der Patienten, ihr Geschlecht, ihr Alter und ihr IOD erwiesen sich dabei als unabhängige Einflussfaktoren. Patienten mit afrokaribischer Herkunft kamen 4,5fach häufiger mit einem fortgeschrittenen Gesichtsfelddefekt zur Diagnose. Frauen wurden seltener (0,34fach) als Männer mit ausgeprägten Defekt diagnostiziert. Die Wahrscheinlichkeit der Spätdiagnose stieg ab dem 50. Lebensjahr alle 10 Jahre um den Faktor 1,68. Hatten die Patienten bei der Erstvorstellung einen IOD von 21 – 25 mm Hg, war ein fortgeschrittener Schaden nur ein Viertel so wahrscheinlich wie bei einem IOD > 31 mm Hg.

Eine ähnliche Auswertung aller neu diagnostizierten Patienten mit Glaukom in drei britischen Augenkliniken hatte folgendes Ergebnis: Personen mit Ausbildungberuf oder Managertätigkeit wurden um den

Faktor 0,27 bzw. 0,2 seltener mit fortgeschrittenem Glaukom als unge-
lernte Arbeiter diagnostiziert. Die Wahrscheinlichkeit der späten Prä-
sentation erhöhte sich pro mm Hg IOD über dem Mittelwert um den
Faktor 1,2. Patienten mit positiver Familienanamnese kamen dreimal
seltener mit fortgeschrittenem Glaukom als Patienten ohne. Je größer
der Abstand zur letzten Augenuntersuchung war, desto eher wurde ein
fortgeschrittenes Glaukom gefunden (pro Jahr Faktor 1,25) (Fraser et al.,
1999 b).

2.1.4 Nutzen der Früherkennung

Der Nutzen der Glaukom-Früherkennung ergibt sich aus der Möglichkeit zur Verlaufskontrolle einer okulären Hypertension und aus der
günstigen Therapieeffizienz im Frühstadium. Der Schweregrad der glaukomatösen Schädigung (Papille, Gesichtsfeld) bei der Diagnose ist einer
der wesentlichen Risikofaktoren der Progredienz (siehe 1.5). Das Erblindungsrisiko ist nach Hattenhauer et al. (1998) etwa um die Hälfte geringer, wenn das Glaukom ab einem sehr frühen Stadium behandelt
wird.

2.1.5 Kosten des Screenings

Der individuelle und kollektive Nutzen des Glaukom-Screenings, die
langsamere Progredienz und die Einsparung von Sozialleistungen, kann
nur durch zusätzliche Aufwendungen realisiert werden. In Kanada wurde 1996 der Kostennutzen des Glaukom-Screenings analysiert (Boivin et
al., 1996): Würde man den IOD, die Papille und das Gesichtsfeld in einer
Bevölkerung von 65 – 79-Jährigen untersuchen, würde man 81 % aller
Glaukomerkrankungen entdecken (Modell 1). Mit IOD-Messung allein
würden 59 % der bis dahin nicht erkannten Glaukomfälle entdeckt (Modell 2). Wenn man alle Kosten (Untersuchungen, Therapie) addiert, betragen die Präventionskosten für ein „Glaukom-Erblindungsjahr" nach
dem Modell 1 etwa 31.000 $ und nach dem Modell 2 etwa 27.000 $. Diese
Kosten sind in Kanada relativ hoch im Vergleich mit den Aufwendungen
z. B. des Mammakarzinom-Screenings, wo ein gewonnenes Lebensjahr
nur ca. 3500 $ oder den Kosten einer Herztransplantation, wo ein ge-
wonnenes Lebensjahr ca. 10.500 $ kosten würde. Ein Kostenvergleich
der Effektivität des Screenings besteht für diese Erkrankungen in
Deutschland nicht. Zweifelsohne muss aber ein gesellschaftlicher Prozess einsetzen, in dem diskutiert wird, welchen Wert, auch und gerade
finanziellen Wert, die Verhinderung von Erblindung darstellt. Gleichzeitig muss in der Ophthalmologie daran gearbeitet werden, die Risiko-

gruppen besser zu definieren und Früherkennungsmethoden zu entwickeln, die das Glaukom-Screening effektiver und damit kostengünstiger machen können.

2.1.6 Kommunikation des Glaukom-Screenings in der Öffentlichkeit

Das Richtige zu wissen (Notwendigkeit des Glaukom-Screenings von Risikogruppen) heißt noch nicht, dass das Richtige geschieht. Beim Glaukom-Screening dürfte ein Hauptaspekt der öffentlichen Kommunikation in der Gratwanderung zwischen der Differenziertheit und der Einfachheit der Aussage zur Screeningindikation liegen. Wird die einfache Aussage, dass alle Personen über 40 Jahren alle 2 Jahre IOD und Papille untersuchen lassen sollen, dem Problem gerecht? Wird sie der angesprochenen allgemeinen Bevölkerung, aber auch den Risikogruppen gerecht? Würde eine differenzierte Empfehlung in der allgemeinen Bevölkerung „verstanden"?

2.1.7 Gegenwärtige Screeningempfehlungen

Vor dem Hintergrund der neuesten Erkenntnisse und Empfehlungen aus der Literatur hat der Berufsverband der Augenärzte Deutschlands folgende Empfehlungen gegeben (Leitlinie 15 c): „Detektion des primären Offenwinkelglaukoms: Glaukom-Screening von Risikogruppen; Glaukomverdacht; Glaukomdiagnose"

Eine Screening-Untersuchung beinhaltet die
- Erhebung der Vorgeschichte zu Risikofaktoren,
- stereoskopische Befundung von Papille und peripapillärer Nervenfaserschicht,
- Applanationstonometrie nach Goldmann,
- Spaltlampenuntersuchung der vorderen und mittleren Augenabschnitte, falls diese innerhalb des letzten Jahres nicht vorgenommen wurde.

Ein Glaukomverdacht wird erhoben bei (einem/einer)
- IOD ≥ 22 mm Hg,
- vertikalen Cup/Disk-Ratio der Papille ≥ 0,6,
- diffusen oder fokalen Verengung der neuroretinalen Randzone, insbesondere am unteren oder oberen Pol,
- Randblutungen der Papille,
- Seitenasymmetrie glaukomtypischer Papillenveränderungen,
- diffusen oder fokalen Abnormalitäten der Nervenfaserschicht.

Screening-Intervalle werden wie folgt empfohlen:
- Lebensalter 40 bis 64 Jahre: alle 3 Jahre,
- ab dem 65. Lebensjahr: alle 1 bis 2 Jahre.

Besteht ein Glaukomverdacht aufgrund von Auffälligkeiten der Sehnerven und/oder des IOD, ist eine Schwellenperimetrie vorzunehmen.

Eine Glaukomdiagnose verlangt, dass mindestens zwei der drei folgenden Kriterien zutreffen:
1. für Glaukom typischer Sehnervenschaden
2. für Glaukom typischer Gesichtsfeldschaden
3. IOD zumindest zeitweise über 21 mm Hg

2.2 Diagnoseverfahren

Idealerweise könnte also eine Screeninguntersuchung mit auffälligem IOD und/oder Papillenbefund den Verdacht auf eine Glaukomerkrankung geweckt haben, welche dann durch eine positive Schwellenwert-Perimetrie weiter erhärtet würde. Damit sollte die Diagnostik aber keinesfalls abgeschlossen sein. Insbesondere sollte nicht undifferenziert sofort behandelt werden, da hieraus die Gefahr erwächst, dass Patienten mit falsch positiven Befunden als Glaukompatienten klassifiziert werden und daraufhin ein Leben lang vergeblich (jedoch nicht umsonst!) behandelt werden.

2.2.1 Glaukomspezifische Anamnese

Sofern bis dahin noch nicht geschehen, wird beim Patienten die Familienanamnese erfragt. Dieses ist häufig schwierig, insbesondere bei nicht deutschsprachigen Patienten. Aber auch bei deutschsprachigen Patienten ist man vor bestimmten Verwechslungen, wie z.B. von „Grauem Star" und „Grünem Star", nicht geschützt. Dem Verfasser erscheint es in vielen Fällen sinnvoll, die übrigen Familienmitglieder ebenfalls einem Screening zu unterziehen, und er hat dabei schon ganze Glaukomfamilien entdeckt.

Die persönliche Anamnese des Patienten ist darauf gerichtet zu unterscheiden, ob es sich um ein primäres Offenwinkelglaukom handelt oder ob es Anhaltspunkte für ein Sekundärglaukom gibt (Steroideinnahme?, typische Glaukomsymptome bei anderen Sekundärglaukomformen).

Außerdem empfiehlt es sich, die Patienten nach charakteristischen Symptomen wie kalte Hände oder Füße, Tinnitus, Schwindel und Orthostase-Problemen zu fragen, die auf eine vasospastische Veranlagung und einen niedrigen Blutdruck hinweisen. Der Patient soll auch nach einer antihypertensiven Therapie und nach der Anwendung weiterer blutdrucksenkender Medikamente (z.B. Alpha-Rezeptorblocker bei benigner Prostatahyperplasie) gefragt werden.

2.2.2 Glaukomzentrierte allgemeine und ophthalmologische Untersuchung

In diesem Schritt soll wiederum das primäre Offenwinkelglaukom von sekundären Glaukomformen unterschieden bzw. sollen andere Risikofaktoren entdeckt werden. Schon mit wenigen Blicken und Untersuchungsgängen kann eine große Zahl von Differenzialdiagnosen erfasst bzw. ausgeschlossen werden (Tab. 2.1).

Tabelle 2.1   Glaukomzentrierte Untersuchung

Allgemeine Untersuchung:

kalte Hände (auch bei Begrüßung)	vasospastische Komponente
schlanker Körperbau, blasses Hautkolorit	niedriger Blutdruck
einseitige Gesichtsrötung (manchmal sehr dezent)	Sturge-Weber-Syndrom
cushingoides Gesicht	Steroideinnahme, Steroidglaukom?
„rotes Auge"	Sinus-cavernosus-Fistel, episklerale Venenstauung

Ophthalmologische Untersuchung:

Myopie	vulnerable Papille, auch bei relativ niedrigen IOD-Werten
Hyperopie	Winkelblockglaukom malignes Glaukom
episklerale Venenstauung	hoher episkleraler Venendruck
„dicke" Hornhaut	Fehlmessung des IOD
niedrige Endothelzellzahl	irido-corneo-endotheliales Syndrom (ICE)
flache Vorderkammer	malignes Glaukom / enger Kammerwinkel

– endotheliale Beschläge	entzündliches Sekundärglaukom (z. B. Herpes) Posner-Schlossman-Syndrom
– Durchleuchtbarkeit der Iris (vor Mydriasis prüfen!)	Pigmentdispersionssyndrom, essenzielle Irisatrophie, ICE
– Rubeosis iridis / Kammerwinkel- rubeosis	Neovaskularisationsglaukom
– schlechte Pupillen- erweiterbarkeit	Diabetes, Verdacht auf Pseudo- exfoliationsglaukom
– Pseudoexfoliatio lentis	Pseudoexfoliationsglaukom
– mature/fortgeschrittene Katarakt	sekundäres Winkelblockglaukom
– diabetische Fundusveränderung	diabetisches Sekundärglaukom
– venöse Stauungszeichen / abgelaufener venöser Verschluss	Neovaskularisationsglaukom

Auch wenn Tabelle 2.**1** vollständig inkomplett ist, deckt man mit dieser zielorientierten Untersuchung, die in wenigen Augenblicken getan ist, eine große Anzahl von möglichen Differenzialdiagnosen des primären Offenwinkelglaukoms ab.

2.2.3 Gonioskopie

Die Gonioskopie soll in diesem Zusammenhang nur so weit erwähnt werden, als sie zur Bestätigung der Diagnose primäres Offenwinkelglaukom bzw. zum Ausschluss des primären Winkelblockglaukoms einerseits oder sekundärer Winkelblockglaukom-Formen andererseits dient. Aufgrund der vollkommen unterschiedlichen Symptomatik und der klinischen Zeichen sowie des hohen IOD ist das primäre Winkelblockglaukom sehr einfach zu diagnostizieren. Zur Beurteilung der Offenheit des Kammerwinkels und damit der potenziellen Verschließbarkeit haben sich vor allem zwei Klassifikationen durchgesetzt, nämlich die nach Scheie (Tabelle 2.**2**) und diejenige nach Shaffer (Tabelle 2.**3**). Entscheidend ist aber in Zweifelsfällen, ob das filtrierende Trabekelwerk offen oder verschlossen ist.

Tabelle 2.**2** Klassifikation des Vorderkammerwinkels nach Scheie

Grad 0	normalweit offen: alle Strukturen sichtbar
Grad I	verengt: Blick über die Iriswurzel in den Recessus schwierig
Grad II	verengt: Ziliarkörperband verdeckt
Grad III	verengt: hinteres Trabekelwerk verdeckt
Grad IV	verschlossen bzw. blockiert: nur die Schwalbe-Linie ist sichtbar

Tabelle 2.**3** Einteilung des Vorderkammerwinkels nach Shaffer

A	weit offen (20 – 45°), Blockade unwahrscheinlich
B	leicht verengt (10 – 20°), Block möglich
C	sehr eng (< 10°), Block leicht möglich
D	teilweise bzw. vollständig blockiert

2.2.4 Zentrale Diagnoseverfahren

a) Tonometrie

Ein einzelner IOD-Wert hat nur eine sehr geringe Aussagekraft. Bei der ersten Messung ist der IOD oft fälschlich zu hoch. Durch Luftanhalten und Pressen kann der IOD bei einem Gesunden auf bis zu 40 mm Hg ansteigen. Die Therapieeinleitung aufgrund eines einzelnen erhöhten Druckwertes ist nicht zulässig. Wegen der zirkadianen Rhythmik des IOD ist für die Glaukomdiagnose (Offenwinkelglaukom, Normaldruckglaukom) bzw. zur Beurteilung der Therapiebedürftigkeit einer okulären Hypertension grundsätzlich ein Tagesdruckprofil zu fordern. Ohne ein Tagesprofil ist es beispielsweise unzulässig, von einem Normaldruckglaukom zu reden. Aber nicht nur der absolute IOD, sondern auch seine Schwankungen im Verlauf sind diagnostisch aufschlussreich. Wenn der IOD-Unterschied zwischen morgens und abends größer als 10 mm Hg ist, müssen auch IOD-Werte innerhalb des statistischen Normbereichs als pathologisch gelten.

Saccà et al. (1998) haben die Schwankungen des IOD bei 33 Gesunden, 95 Patienten mit primärem Offenwinkelglaukom und 50 Patienten mit Normaldruckglaukom in zweistündigen Abständen von 8 Uhr morgens bis 20 Uhr abends untersucht. In allen drei Gruppen wurden die höchsten IOD morgens und die niedrigsten Drücke am frühen Nachmittag gemessen. Messungen am frühen Nachmittag können daher zu niedrige Werte anzeigen. Die IOD-Schwankungen korrelierten mit der IOD-Höhe und waren am ausgeprägtesten bei Patienten mit primärem Offenwinkelglaukom.

Ein bekannter Störfaktor bei der Tonometrie ist die zentrale Korneadicke. Nach den Resultaten z. B. von Bron et al. (1999) an 48 Patienten mit okulärer Hypertension, 63 Patienten mit Offenwinkelglaukom, 56 Patienten mit Diabetes ohne Glaukom und 106 Kontrollpersonen könnte die Korneadicke bei der Beurteilung der okulären Hypertension von Bedeutung sein. Personen mit okulärer Hypertension hatten nämlich im Mittel eine dickere Kornea (592 µm) als Patienten mit Glaukom (536 µm), mit Diabetes (550 µm) und als die Kontrollpersonen (545 µm). Bei okulärer Hypertension bzw. bei Missverhältnissen zwischen IOD einerseits und Papillen- sowie Perimetriebefund andererseits sollte die Korneadicke als Ursache eines nur scheinbar erhöhten IOD durch eine Pachymetrie ausgeschlossen werden. Ähnliche Ergebnisse zeigten auch die Untersuchungen von Thomas et al. (2000), Wu et al. (2000) und Bechmann et al. (2000), die alle im Durchschnitt bei okulärer Hypertension eine erhöhte Hornhautdicke fanden. Richtig ist sicher die Interpretation, dass bei erhöhter Hornhautdicke der IOD fälschlich zu hoch gemessen wird. Da die Hornhautdicke bei normalen Augen und ohne Kontaktlinsen-Tragen im Tagesverlauf nicht schwankt, ist eine einmalige Messung in der Regel ausreichend (Shah et al., 2000).

Auf weitere Einflussfaktoren des IOD (jahreszeitliche Schwankungen, Lageabhängigkeit, körperliche Aktivität und Ruhe, Myopie, Augenreiben und Lidweite) wurde bereits hingewiesen (1.3.1).

b) Ophthalmoskopie

Der Beurteilung der Papille kommt sowohl bei der initialen Diagnose als auch im Verlauf eine zentrale Bedeutung zu. Leider hat die Feststellung einer „glaukomatösen Exkavation" nur einen sehr geringen informativen Charakter. Wegen der großen physiologischen Variabilität der Papillenmorphologie hat die Exkavation der Papille nämlich nicht immer einen Krankheitswert. Die Exkavation hängt von der absoluten Papillengröße ab. Bei sehr großer Papille kann der neuroretinale Randsaum sehr schmal und die Exkavation sehr groß sein, ohne dass eine glaukomatöse Schädigung vorliegt. Umgekehrt kann bei sehr kleiner Papille eine Nervenschädigung bestehen, die nicht von einer auffälligen Exkavation begleitet ist (Abb. 2.**1** und 2.**2**).

Ramrattan et al. (1999) haben die Mittelwerte einiger Papillenparameter in einem Kollektiv von 5114 ophthalmologischen Patienten im Al-

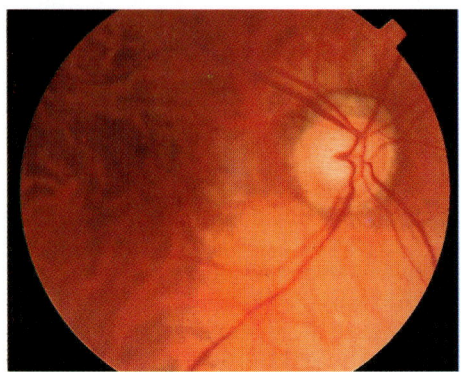

Abb. 2.**1**   Makropapille (Fläche ca. 3,8 mm²) mit scheinbarer glaukomatöser Exkavation. Das Gesichtsfeld ist normal, es besteht kein Glaukomschaden.

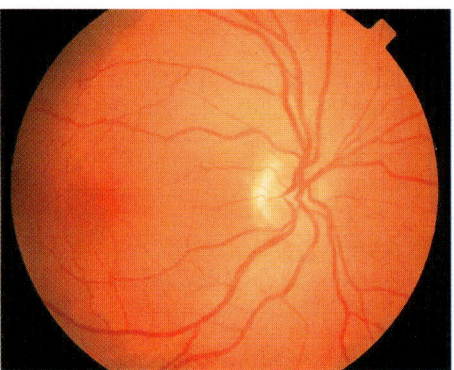

Abb. 2.**2**   Mikropapille. Die Papille erscheint normal, es ist keinerlei glaukomatöse Exkavation erkennbar. Dennoch besteht ein Gesichtsfeldschaden. Die Fläche beträgt unter 2 mm².

ter über 55 Jahren bestimmt und den Einfluss des Alters, Geschlechts, der Körpergröße und von Refraktionsfehlern auf diese Parameter untersucht. Die Mittelwerte betrugen:

- Papillenfläche 2,42 mm² (SD 0,47)
- Fläche des neuroretinalen Randsaums 1,85 mm² (SD 0,39)
- Fläche der Exkavation 0,57 mm² (SD 0,34)
- vertikale Cup/Disk-Ratio 0,49 (SD 0,14)
- horizontale Cup/Disk-Ratio 0,40 (SD 0,14).

Die Papillen- bzw. Randsaumfläche war bei Männern 3,2 % bzw. 4,3 % größer als bei Frauen. Für jede Dioptrie in Richtung Myopie stieg die Papillenfläche um 0,033 mm² und der neuroretinale Randsaum um

0,029 mm². Für alle 10 cm Zuwachs in der Körpergröße stieg die Papillenfläche um 0,02 mm². Das Alter beeinflusste die Papillen- und Randsaumwerte nicht.

Die mögliche Bedeutung der Papillenfläche für die Entwicklung eines Offenwinkelglaukoms oder Normaldruckglaukoms wurde in der Blue Mountain Eye Studie untersucht. Dabei wurden 75 Augen mit Glaukom und 3518 Augen ohne Glaukom verglichen. Die Papillenfläche hatte danach kaum eine Auswirkung auf die Glaukomentwicklung. Bei einer Auswertung des vertikalen Papillendurchmessers im Rahmen der Blue Mountain Eye Studie fanden Healey und Mitchell (1999) in Glaukomaugen einen mittleren Durchmesser von 1,556 mm, der sich signifikant von gesunden Augen (1,506 mm), Augen mit okulärer Hypertension (1,494 mm) und Pseudoexfoliation (1,501 mm) unterschied.

Leider können solche kleinen, wenn auch statistisch hoch signifikanten Unterschiede auch vom erfahrenen Beobachter kaum erfasst und sicher beurteilt werden. Für die Praxis haben sich daher die folgenden Fragen bewährt:

- Ist die ISNT-Regel erfüllt? Dies bedeutet, dass bei der gesunden Papille in der Regel das Nervenfaserpolster inferior (I) dicker ist als superior (S), dieses dicker als nasal (N) und dieses dicker als temporal (T). Eine Abweichung hiervon ist zumindest verdächtig.
- Bestehen Kerben im Nervenfasersaum?
- Bestehen Papillenrandblutungen, vor allem temporal unten?
- Ist die Nervenfaserschicht außerhalb der Papille überall sichtbar oder bestehen Nervenfaserbündel-Ausfälle?
- Ist die Papille groß oder klein (fälschlich diagnostizierte glaukomatöse Exkavation bei großer Papille mit dünnem Nervenfasersaum, zu spät gesehene Exkavation bei kleiner Papille mit dickem neuroretinalen Randsaum)? Die Größe der Papille kann mit der Länge des Spaltes an der Spaltlampe abgeschätzt werden.
- Wie ist die horizontale bzw. vertikale Cup/Disk-Ratio (Verhältnis von Aushöhlung zur gesamten Papillengröße)?
- Besteht eine peripapilläre chorioretinale Atrophie?
- Sieht man die Lamina cribrosa auffällig deutlich („schwaches" Glaukomzeichen)?

Es empfiehlt sich in jedem Falle, die Papille zu beurteilen, bevor man die Perimetrie bewertet. Zeigen sich Skotome in den Bereichen, in denen man zuvor eine fokale Verdünnung des neuroretinalen Randsaums gezeigt hat, so ist eine glaukomatöse Ursache wahrscheinlich.

Ebenso besteht ein guter Zusammenhang zwischen der peripapillären chorioretinalen Atrophie und dem Verlust des angrenzenden neuroretinalen Randsaums. Auch in diesem Bereich sollten sich perimetrische Ausfälle finden lassen.

Streifenförmige Papillenrandblutungen werden in 3–6% der Glaukomaugen gefunden. Ihre Häufigkeit nimmt mit der Progredienz des glaukomatösen Nervenschwunds zu. Papillenrandblutungen sind mit dem IOD negativ korreliert und daher am häufigsten bei Normaldruckglaukom und relativ selten beim sekundären Offenwinkelglaukom mit hohem IOD. Am häufigsten liegen sie temporal unten am Papillenrand, oft ganz in der Nähe von Defekten der retinalen Nervenfaserschicht.

Die Papillenmorphologie eignet sich kaum, um Hochdruck- und Normaldruckglaukom zu unterscheiden. Zwar lassen sich zwei „Typen" definieren, einmal Augen mit flacher glaukomatöser Exkavation, großer parapapillärer chorioretinaler Atrophie bei geringer oder fehlender IOD-Erhöhung sowie Augen mit tiefer glaukomatöser Exkavation, kleiner oder fehlender parapapillärer chorioretinaler Atrophie bei hoher IOD-Erhöhung. Beim Nachmessen in der Praxis aber konnten Iester und Mikelberg (1999) an 132 Patienten mit Hochdruckglaukom und 50 mit Normaldruckglaukom (Grenzwert 22 mm Hg, Tagesprofil) mit Scanning Laser Ophthalmoskopie keine signifikanten Unterschiede in den morphometrischen Parametern messen.

Wie oben ausgeführt, dient die Beurteilung der Papille der Diagnose des Glaukoms. Ebenso wichtig ist die Papillenbeurteilung aber auch im Verlauf. Die Problematik liegt darin, dass sich niemand eine Papillenmorphologie auf Dauer merken kann. Während in der Diagnostik einer glaukomatösen Papillenveränderung der geübte Untersucher die besten Ergebnisse erzielt, können Geräte zur Biomorphometrie, wie z.B. der Heidelberg Retina Tomograph, mit viel größerer Genauigkeit Stabilität bzw. Veränderung im zeitlichen Verlauf dokumentieren und aufdecken. Allerdings sind diese Geräte teuer, nicht überall verfügbar und auch zur Zeit noch in der Entwicklung befindlich. Hohe Bedeutung hat in diesem Zusammenhang nach Ansicht des Verfassers ein Foto der Papille. Dieses Verfahren ist schon seit langer Zeit verfügbar und voraussichtlich auch über weitere Dekaden in vergleichbarer Weise einsetzbar. Darüber hinaus liefert es eine Farbinformation. Es ist preiswert und robust und ergänzt die ophthalmoskopische Beurteilung des Beobachters. Eine verbesserte Genauigkeit wird möglicherweise durch eine Stereofotografie ermöglicht.

c) Perimetrie

Für die Diagnostik und Verlaufsdiagnostik des Glaukoms ist zwischenzeitlich die automatisierte Schwellenwert-Perimetrie zum Standard geworden. Die kinetische Goldmann-Perimetrie hat ihren Einsatz beim Glaukom in Fällen, in denen der Gesichtsfeldschaden schon sehr weit fortgeschritten ist. Allgemein durchgesetzt hat sich die konventionelle Weiß-auf-weiß-Perimetrie, die sich auf den zentralen Bereich von 24–30° konzentriert, der auch immer zu untersuchen ist, da hier die wichtigsten glaukomatösen Veränderungen zu erwarten sind. In der Regel wird eine Rasterdichte von ca. 6° oder weniger verwendet.

Das anatomische Korrelat des glaukomatösen Gesichtsfeldschadens ist der Untergang der retinalen Ganglienzellen. Eine – allerdings nicht vollständig stimmige – Theorie geht davon aus, dass unser visuelles System aus einem magno- und einem parvozellulären Ganglienzellsystem besteht. Das parvozelluläre enthält die farbopponenten Ganglienzellen und hat (eher) die Aufgaben der Farbübertragung und räumlichen Differenzierung. Das magnozelluläre System, das (eher) die Aufgabe des Bewegungssehens hat, ist von der glaukomatösen Schädigung früher und stärker betroffen als das parvozelluläre. Es wurden daher perimetrische Verfahren zur vorrangigen Prüfung des magnozellulären Systems entwickelt, wie z. B. die Flimmerperimetrie, bei der zeitliche Schwellenkriterien (Flimmerverschmelzungsfrequenz) untersucht werden. Sie hat Vorteile gegenüber der konventionellen Perimetrie. Ihre Resultate sind weitgehend unabhängig von der Fehlrefraktion und von Trübungen. Dieses Verfahren scheint eine besondere Bedeutung für das Screening zu haben, doch muss der Wert für die Verlaufskontrolle noch etabliert werden.

Die Blau-auf-gelb-Perimetrie wurde entwickelt mit dem Ziel, Defekte besonders frühzeitig feststellen zu können, was zumindest für einen Teil der Glaukompatienten auch zutrifft. Das Ergebnis ist jedoch stark von der Transparenz der brechenden Medien abhängig, was wegen der obligaten Kataraktentwicklung mit einer Verschiebung der Gelbanteile vor allem für die Verlaufsbeurteilung abträglich ist.

Schnellverfahren werden bei der Glaukomperimetrie bisher mit gebührender Skepsis betrachtet. Die Double Frequency Perimetry mit verkürzter Untersuchungsdauer ist jedoch relativ zuverlässig und eignet sich möglicherweise auch zum perimetrischen Screening von Risikogruppen.

2.2.5 Zusätzliche Verfahren der Glaukomdiagnostik

a) Elektrophysiologie

Die Bedeutung elektrophysiologischer Methoden, wie z. B. des Elektroretinogramms (ERG) oder visuell evozierter kortikaler Potentiale (VEP), in der Glaukomdiagnostik ist noch umstritten. ERG können den Ort der retinalen Schädigung anzeigen, da Beziehungen zwischen ERG-Komponenten und retinalen Schichten bestehen (Jünemann und Korth, 1997). Das so genannte Muster-ERG kann schon in perimetrisch normalen Gesichtsfeldbereichen pathologisch verändert sein und gilt derzeit als einer der empfindlichsten Frühindikatoren einer Ganglienzellschädigung (Pfeiffer et al., 1993). Leider sind elektrophysiologische Verfahren nicht sehr robust und gelingen nur in manchen speziell dafür ausgerichteten Labors, so dass sie für die allgemeine Diagnostik und Verlaufsbeobachtung weniger geeignet erscheinen.

b) Diagnostik der vaskulären Komponente

Ein wichtiges diagnostisches Kriterium ist die **24-Stunden-Blutdruckmessung**, da sich bei Patienten mit Normaldruckglaukom bzw. Patienten mit progredientem Gesichtsfeldschaden trotz ausreichender Senkung des IOD häufig nächtliche Hypotonien finden. Der Internist muss speziell nach den Hypotonien gefragt werden, da die üblichen Programme zur Auswertung der 24-Stunden-Blutdruckmessung in der Regel eher die Hypertonien analysieren.

Bei der **24-Stunden-EKG-Messung** sollte nach so genannten stillen Myokardischämien gesucht werden, die beim Patienten mit Normaldruckglaukom häufiger sind. Auch hierbei gilt, dass der Internist speziell um das Aufspüren solcher stiller Ischämien gebeten werden muss, da üblicherweise wiederum eher auf belastungsabhängige Ischämien geachtet wird.

In einigen ophthalmologischen Zentren hat sich daneben auch die Untersuchung der Durchblutung anhand der Mikroskopie der Nagelfalzkapillaren, gegebenenfalls unter Kältebelastung, etabliert. Parameter der okulären Durchblutung werden in einigen Zentren erhoben mittels der Farbdoppler-Untersuchung der orbitalen Gefäße und einer ganzen Reihe weiterer Verfahren, wie z. B. Laserdoppler-Flowmetrie (Heidelberg Retina Flowmeter), Angiographie und Bestimmung der okulären Pulsamplitude. Während diese Verfahren schon viel zur Aufdeckung der Pathogenese des Glaukomschadens beigetragen haben, sind sie bisher noch nicht genügend validiert, um in Bezug auf einen einzelnen Glaukompatienten wegweisende therapeutische Maßnahmen einleiten zu können.

2.3 Checkliste Diagnose primäres Offenwinkelglaukom

Anamnese:
- Familienanamnese: Glaukom inkl. Schweregrad und Entwicklung bei Familienmitgliedern
- Augenanamnese: frühere Augenerkrankungen, vorhandene Untersuchungsbefunde (IOD, Ophthalmoskopie, Perimetrie, Gonioskopie), frühere Eingriffe am Auge, frühere Anwendung von Ophthalmika, frühere Anwendung von Glaukommitteln (welche, wann, wie lange und wann zuletzt), bekannte Unverträglichkeit für Glaukommittel
- internistische Anamnese: Blutdruck, kardiovaskuläre Erkrankungen, Durchblutungsstörungen, Vasospasmen, kalte Hände und Füße, Tinnitus, Hörsturz, Schwindel, orthostatische Probleme, Anwendung von Medikamenten (z. B. Kortikoide, Antihypertensiva)

Ophthalmologische Untersuchung:
- Refraktionszustand?
- IOD-Messung mit Goldmann-Applanationstonometer vor der Gonioskopie und der Pupillendilatation (wegen tagesrhythmischer Schwankungen Tageszeit notieren), Erstellung eines Tagesprofils (vor allem) auch bei Patienten mit Glaukomschaden und IOD < 21 mm Hg
- Spaltlampenuntersuchung: konjunktivale Hyperämie, Hornhautdicke?, Endothel?, endotheliale Präzipitate?, Vorderkammertiefe?, Kammerwinkeleingang?, Beurteilung der Iris (Heterochromie?, Durchleuchtbarkeit?), Beurteilung der Linsenvorderfläche (Pseudoexfoliatio lentis?, Linsendicke?)
- Gonioskopie zum Ausschluss eines Winkelblocks und sekundärer Ursachen einer IOD-Erhöhung, Beurteilung der Kammerwinkelstrukturen
- Ophthalmoskopie der Papille, strukturelle Auswirkungen der glaukomatösen Optikusatrophie, (stereo)fotografische Dokumentation des Sehnervenkopfes für spätere Vergleiche
- Fundusuntersuchung zur Differenzialdiagnose von Gesichtsfelddefekten
- Perimetrie bei erhöhtem IOD, auffälligen Papillenbefunden oder sonstigem Glaukomverdacht, in Zweifelsfällen Kontrolle der Befunde

Körperliche Untersuchung:
- Angiome im Gesichtsbereich?
- Blutdruckmessung
- Kälte der Akren?

2.4 Verlaufsdiagnostik

2.4.1 Offenwinkelglaukom inklusive Normaldruck-Variante

Durch IOD-Messungen wird die Behandlung nur vordergründig kontrolliert. Mindestens ebenso wichtig ist die Kontrolle des eigentlichen Behandlungszieles, die Erhaltung des Sehnervenkopfs und Gesichtsfelds. Die Intervalle der Kontrolluntersuchungen hängen in erster Linie von der Progredienz/Stabilität der Erkrankung und vom Erreichen des Zieldruckes ab. In den folgenden Tabellen 2.**4** bis 2.**6** werden mittlere Empfehlungen genannt. Die Schwere der Erkrankung, die Differenz zum Zieldruck sowie die Zahl und Bedeutung der Risikofaktoren beeinflussen die individuell notwendigen Kontrollintervalle.

Es ist klar, dass bei Verfehlen des Zieldrucks oder gar bei Sicherung von Progredienz anhand von Papille oder Gesichtsfeld in der Regel Maßnahmen notwendig werden, mindestens aber folgende Fragen gestellt werden:

- Ist der Zieldruck adäquat/realistisch gewählt?
- Sind die Instruktionen zur Medikamentenanwendung richtig verstanden worden?
- Ist die Natur der Erkrankung (chronische Behandlung) richtig verstanden worden?
- Bestehen zu starke Nebenwirkungen?
- Kann die Effektivität der Therapie verbessert werden (z.B. durch nasale Okklusion; siehe Abb. 2.**3**)?
- Ist die Progression wirklich sicher?

Darüber hinaus besteht jede Kontrolluntersuchung aus folgenden Elementen:

- Anamnese: Augensymptome in der Zwischenzeit, Beeinträchtigung von Alltagsaktivitäten durch Sehstörungen, Anwendung der Augen-

Tabelle 2.**4**   Intervalle der IOD-Kontrollen

Ziel-IOD erreicht	Progredienz	Kontrollintervall (Monate)
ja	nein	in den ersten 6 Monaten: 1 – 6 später: 3 – 6
ja	ja	2 – 3
nein	nein	2 – 3
nein	ja	1 – 2

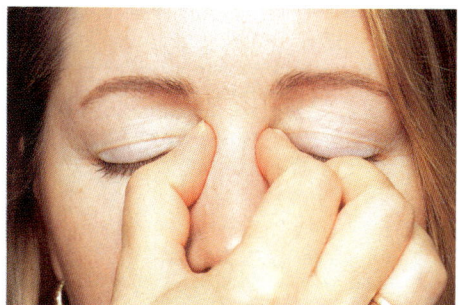

Abb. 2.**3** Nasale Okklusion: Werden unmittelbar nach der Applikation von Augentropfen die Tränenwege für 2 bis 3 Minuten durch leichten Druck komprimiert, erhöht sich die Wirksamkeit der Medikamente bei gleichzeitiger Reduktion der Nebenwirkungen.

tropfen (Regelmäßigkeit, Zeitpunkte), lokale oder systemische Nebenwirkungen der Augentropfen, orientierende allgemeine Anamnese
– Untersuchung: Visus, IOD beider Augen, Spaltlampenuntersuchung

Der Patient sollte neben der – vermeintlich – objektiven Perimetrie auch immer nach seinem eigenen Empfinden befragt werden, denn die Wahrnehmung des Patienten und die Untersuchungsergebnisse stimmen in der Verlaufskontrolle des Glaukoms gut, wenn auch nicht vollständig überein. Viswanathan et al. (1999) haben den perimetrisch bestimmten Schweregrad des Glaukoms mit der subjektiven Einschätzung der Patienten verglichen. 122 Patienten mit leichtem bis mäßigem Glaukom wurden perimetrisch untersucht und beantworteten Fragen zu selbst wahrgenommenen visuellen Veränderungen, z.B. ob sie unabsichtlich gegen etwas liefen, beim Treppensteigen Schwierigkeiten hätten oder fallengelassene Gegenstände schlecht finden würden. Dabei ergab sich eine gute Korrelation zwischen der subjektiven Einschätzung der Sehfähigkeit und den Untersuchungsergebnissen. Bei Patienten, die selbst eine Verschlechterung bemerkt hatten, ließ sich dies in zwei Drittel der Fälle auch objektivieren.

Tabelle 2.**5**   Empfohlene Häufigkeit der Gesichtsfeldbestimmung

Ziel-IOD erreicht	Progredienz	Kontrollintervall (Monate)
ja	nein	6 – 12
ja	ja	1 – 3
nein	nein	3 – 6
nein	ja	1 – 3

Tabelle 2.**6**   Empfohlene Häufigkeit der Papillenuntersuchung mit erweiterter Pupille

Ziel-IOD erreicht	Progredienz	Kontrollintervall (Monate)
ja	nein	im ersten Jahr: 6 – 12 später: 12 – 24
ja	ja	3 – 6
nein	nein	3 – 6
nein	ja	3

Grundsätzlich gilt, dass auch bei gut lernenden Patienten ca. zwei bis drei Gesichtsfelder zum Training benötigt werden, bis die Ergebnisse zuverlässig sind. Wegen der starken Variabilität der Gesichtsfeld-Untersuchungsergebnisse sollte eine Veränderung erst dann als sicher akzeptiert werden, wenn sie zweimal bestätigt ist.

Die Kontrolle der Papille ist wegen der nur sehr langsam zu erwartenden Veränderungen nicht bei jeder Kontrolluntersuchung notwendig, schärft aber das Auge des Beobachters. Der Verfasser schaut deshalb bei praktisch jeder Untersuchung des Patienten durch die – nicht erweiterte – Pupille auf den Sehnerven.

Diese Empfehlungen gelten für das primäre Offenwinkelglaukom. Schnell fortschreitende Glaukomerkrankungen wie Pseudoexfoliationsglaukom oder traumatisches Sekundärglaukom mit sehr hohen IOD-Werten erfordern ein modifiziertes Vorgehen. Ein wichtiges Kriterium ist auch das Sicherheitsbedürfnis des Patienten.

2.4.2 Okuläre Hypertension

Die okuläre Hypertension ist ca. zehnmal häufiger als das Glaukom. Bisher ist nicht sicher, dass die prophylaktische Behandlung die Konversionsrate zum Glaukom positiv beeinflusst. Dies wird aber in zwei großen internationalen Studien untersucht. Am wichtigsten ist, anfänglich mit dem Patienten hierüber ein genaues Gespräch zu führen.

Danach empfehle ich folgendes Vorgehen: Wenn erstmalig ein erhöhter IOD ohne Papillen-/Gesichtsfeld-Schaden festgestellt wird, erfolgen mehrere IOD-Kontrollen, die idealerweise zu verschiedenen Tageszeiten vorgenommen werden und somit ein IOD-Profil ergeben. Wünschenswert sind besonders frühe und besonders späte Messungen. Betragen die maximalen Druckwerte bis 28 mm Hg und bestehen keinerlei

Risikofaktoren (insbesondere auch kein vorangegangener venöser Gefäßverschluss), empfehle ich zunächst 3-monatliche und später 6-monatliche Kontrollen des IOD und Gesichtsfeldes. Bei Stabilität im Verlauf von 1 bis 2 Jahren können die Kontrollintervalle auch noch erweitert werden. Bei noch höherem IOD und/oder relevanten Risikofaktoren ist in der Regel eine Behandlung sinnvoll (siehe auch Abschnitt 3.1.1).

Eine Perimetrie wurde zur Diagnosefindung „okuläre Hypertension" per definitionem angefertigt, sonst ist kein Glaukomausschluss möglich. Wegen möglicher falsch negativer Befunde, wie auch aus Übungszwecken muss diese Perimetrie wiederholt werden, sinnvollerweise zunächst nach 3 und 6 Monaten, danach sind halbjährliche Kontrollen ausreichend. Wie beim Glaukom ist auch hier die Anfertigung eines Papillenfotos sehr sinnvoll, zumal die Nachbeobachtungsdauern bei der häufig frühen Diagnose nicht selten mehrere Dekaden betragen können.

Literatur

Bechmann M, Thiel MJ, Roesen B, Ullrich S, Ulbig MW, Ludwig K. Central corneal thickness determined with optical coherence tomography in various types of glaucoma. Br J Ophthalmol. 2000;84:1233–7.

Boivin JF, McGregor M, Archer C. Cost effectiveness of screening for primary open angle glaucoma. J Med Screen. 1996;3:154–63.

Bron AM, Creuzot-Garcher C, Goudeau-Boutillon S, d'Athis P. Falsly elevated intraocular pressure due to increased central corneal thickness. Graefes Arch Clin Exp Ophthalmol. 1999;237:220–4.

Fraser S, Bunce C, Wormald R. Retrospective analysis of the risk factors for late presentation of chronic glaucoma. Br J Ophthalmol. 1999a;83:24–8.

Fraser S, Bunce C, Wormald R. Risk factors for late presentation in chronic glaucoma. Invest Ophthalmol Vis Sci. 1999b;40:2251–7.

Harper RA, Reeves BC. Glaucoma screening: the importance of combining test data. Optom Vis Sci. 1999;76:537–43.

Hattenhauer MG, Johnson DH, Ing HH, et al. The probability of blindness from open-angle glaucoma. Ophthalmology 1998;105:2099–104.

Healey PR, Mitchell P. Optic disc size in open-angle glaucoma: The Blue Mountain Eye Study. Am J Ophthalmol. 1999;128:515–7.

Iester M, Mikelberg FS. Optic nerve head morphologic characteristics in high-tension and normal-tension glaucoma. Arch Ophthalmol. 1999;117:1010–3.

Jünemann A, Korth M. Elektrophysiologie in der Glaukomdiagnostik. Krieglstein GK, ed. Glaukom – eine Standortbestimmung. Heidelberg: Kaden; 1997:14–7.

Pfeiffer N, Bach M, Tilmon B. Predictive Value of the Pattern-ERG. Invest Ophthalmol Vis Sci. 1993;34/5:1710–5.

Quigley HA, Varma R, Tielsch JM, Katz J, Sommer A, Gilbert DL. The relationship between optic disc area and open-angle glaucoma: The Baltimore Eye Survey. J Glaucoma. 1999;8:347–52.

Ramrattan RS, Wolfs RC, Jonas JB, Hofman A, de Jong PT. Determinants of disc characteristics in a general population: The Rotterdam Study. Ophthalmology. 1999;106:1588–96.

Saccà SC, Rolando M, Marletta A, Macrì A, Cerqueti P, Ciurlo G. Fluctuations of intraocular pressure during the day in open-angle glaucoma, normal-tension glaucoma and normal subjects. Ophthalmologica. 1998;212:115–9.

Shah S, Spedding C, Bhojwani R, Kwartz J, Henson D, McLeod D. Assessment of the diurnal variation in central corneal thickness and intraocular pressure for patients with suspected glaucoma. Ophthalmology. 2000;107:1191–3.

Thomas R, Korah S, Muliyil J. The role of central corneal thickness in the diagnosis of glaucoma. Indian J Ophthalmol. 2000;48:107–11.

Tielsch JM, Katz J, Singh K, et al. A population-based evaluation of glaucoma screening: The Baltimore Eye Survey. Am J Epidemiol. 1991;134:1102–10.

Viswanathan AC, McNaught AI, Poinoosawmy D, et al. Severity and stability of glaucoma: patient perception compared with objective measurement. Arch Ophthalmol. 1999;117:450–4.

Wu LL, Suzuki Y, Ideta R, Araie M. Central Corneal Thickness of Normal Tension Glaucoma Patients in Japan. Jpn J Ophthalmol. 2000;44:643–7.

3 Therapie: Grundsätzliche Überlegungen, Indikationen, Kosten

3.1 Grundsätzliche Überlegungen

Alle Glaukomerkrankungen müssen behandelt werden. Dabei ist es Ziel der Glaukombehandlung, die visuelle Funktion des Patienten zu erhalten und damit die Lebensqualität des Patienten im Rahmen akzeptabler Nebenwirkungen und Kosten zu bewahren. Die Lebensqualität wird in positiver Weise besonders durch den Erhalt visueller Funktionen beeinflusst, in negativer Weise aber natürlich auch durch mögliche Nebenwirkungen der Behandlung. Daher ist die Indikation zur Behandlung immer kritisch zu prüfen.

Kein Zweifel besteht, dass alle wirklichen Glaukome behandelt werden müssen, wobei gegenwärtig die IOD-Senkung im Vordergrund steht und andere therapeutische Konzepte zwar bekannt sind, aber in ihrer Wirksamkeit nicht in gleicher Weise bewiesen und etabliert. Ebenso unstrittig ist die Behandlungsindikation beim Normaldruckglaukom. Sorgfältig abzuwägen und kritisch zu beurteilen ist jedoch die Indikation zur IOD-Senkung bei okulärer Hypertension.

3.1.1 Indikation zur Therapie der okulären Hypertension

Das fortgeschrittene Glaukomstadium zu Beginn einer therapeutischen Intervention ist ein Risikofaktor der Progredienz (siehe Abschnitt 1.5). Der Beweis für den Umkehrschluss, dass ein sehr früher Therapiebeginn bei okulärer Hypertension hinsichtlich der Konversion zum Glaukom Vorteile haben muss, ist dagegen bis heute noch nicht geführt. Die bisherigen Ergebnisse deuten lediglich einen Trend an:

Epstein et al. (1989) gaben 107 Patienten mit einer okulären Hypertension zwischen 22 und 28 mm Hg, normaler Goldmann-Perimetrie und ohne Zeichen einer Sehnervenschädigung entweder eine Therapie mit dem Betablocker Timolol oder Plazebo und beobachteten die Patienten im Mittel 56 bzw. 51 Monate lang. Als Endpunkt wurde ein IOD > 32 mm Hg, ein perimetrischer Gesichtsfeldschaden oder eine Sehnervenschädigung gewertet. 9 Personen in der Timolol- und 17 in der Plazebogruppe erreichten einen Endpunkt. Von den 9 Teilnehmern in der Verumgruppe, die zum Endpunkt gelangten, hatten 6 die Therapie abgebrochen. *Hier zeigte sich ein günstiger Einfluss der frühen Therapie.*

An der Studie von Kass et al. (1989) nahmen 62 Patienten mit okulärer Hypertension (24–35 mm Hg) teil, die an *einem* Auge eine Timolol-Therapie und am *anderen* Auge Plazebo erhielten und 5 Jahre lang nachuntersucht wurden. Die mittlere Gruppendifferenz im IOD betrug 2,3 ± 2,6 mm Hg. Ein reproduzierbarer Gesichtsfelddefekt trat an 4 mit Timolol und an 10 mit Plazebo behandelten Augen auf. Eine Vertiefung der Exkavation wurde an 4 Verum- und 8 Plazeboaugen festgestellt. Die Papillenblässe nahm unter Timolol um durchschnittlich 0,86%, unter Plazebo um 1,8% zu. *Auch diese Studie zeigte, dass die IOD-Senkung bei okulärer Hypertension der Progredienz vorbeugt.*

In einer 6-jährigen prospektiven Untersuchung gaben Schulzer et al. (1991) 143 Patienten mit okulärer Hypertension (über 22 mm Hg) entweder Timolol oder Plazebo. Reproduzierbare Gesichtsfeldausfälle in der automatischen Perimetrie, Papillenrandblutungen oder stereofotografisch dokumentierte Schäden des Sehnervenkopfes wurden als Endpunkt bewertet. Die Analyse der insgesamt 46 Endpunkte zeigte keinen signifikanten Unterschied in beiden Gruppen. Allerdings hatte es in der Therapiegruppe fast 25% Studienabbrecher gegeben. In der Plazebogruppe korrelierte die Zeit bis zum Endpunkt mit dem mittleren IOD während der Studie und mit dem initialen C/D-Wert.

Fasst man die Resultate der drei angeführten Studien zusammen, reduziert die prophylaktische Therapie bei okulärer Hypertension den Anteil der progredienten Patienten um ca. 25%, hat aber selbst auch mögliche Nebenwirkungen. Diese würden sich wiederum negativ auf die Lebensqualität auswirken, so dass die Indikation zur Therapie nicht leichtfertig gestellt werden darf.

Da die Frage der Therapiebedürftigkeit der okulären Hypertension damit auch heute noch nicht zufriedenstellend beantwortet ist, wurden zwei große Studien an jeweils über 1000 Patienten initiiert. Die eine findet in den USA statt. Dort wurde die Ocular Hypertension Treatment Study begonnen, deren Design und Teilnehmer bereits beschrieben wurden (Gordon et al., 1999), deren Resultate aber noch nicht verfügbar sind. 1637 Personen im mittleren Alter von 55 Jahren mit okulärer Hypertension (mittlerer Ausgangs-IOD 24,9 ± 2,7 mm Hg) nehmen daran teil, ein Viertel der Teilnehmer sind Farbige und 44% der Teilnehmer haben eine positive Familienanamnese für Glaukom. Auch in dieser Studie wird untersucht, ob die frühzeitige lokale Medikation der Konversion der okulären Hypertension zum manifesten Glaukom vorbeugt.

Daneben besteht eine europäische Studie, die European Glaucoma Prevention Study, die in den vier Ländern Deutschland, Italien, Belgien und Portugal durchgeführt wird. An etwa 1100 Patienten mit okulärer

Hypertension wird in einer randomisierten, prospektiven und doppelt verblindeten Studie untersucht, ob die Konversion von der okulären Hypertension zum Glaukom durch die IOD-Senkung mittels Dorzolamid-Gabe 3 × täglich reduziert werden kann. Auch in dieser Studie liegen bisher noch keine Ergebnisse vor (EGPS-Studygroup, 1999).

Da bisher also die Frage der prophylaktischen Behandlung bei okulärer Hypertension wissenschaftlich nicht geklärt ist, findet man unter den Augenärzten und in der Patientenerwartung alle Meinungen bzw. Verhaltensweisen, wobei im Extrem schon bei grenzwertigen IOD-Werten von 19 – 21 mm Hg ohne jeglichen Schaden an Gesichtsfeld und Papille eine intensive Behandlung verfolgt wird, während andererseits auch bei IOD-Werten von 30 mm Hg und grenzwertigem Papillen- und Gesichtsfeldbefund nicht behandelt wird.

Bis die „Evidence base" der Frühtherapie bzw. prophylaktischen Therapie bei okulärer Hypertension ausgebaut ist, sind Expertenmeinungen eine wesentliche Richtschnur: Nach Krieglstein soll die Glaukomtherapie beginnen, wenn bei okulärer Hypertension zusätzliche Risikofaktoren (z.B. Familienanamnese, hohes Alter, Diabetes, okuläres Trauma oder okuläre Entzündung in der Anamnese) vorliegen. Sie soll auch ohne zusätzliche Risikofaktoren beginnen, wenn der IOD kontinuierlich über 25 mm Hg liegt.

Andere Empfehlungen sind dahingehend, dass eine drucksenkende Therapie begonnen werden sollte, wenn der IOD 27, 28 oder 30 mm Hg erreicht. Nur wenige Experten therapieren unabhängig von der Druckhöhe niemals.

Unsere eigenen Empfehlungen sind dahingehend, dass eine okuläre Hypertension drucksenkend erst ab einem IOD von 29 mm Hg behandelt wird, sofern keinerlei nachweisbarer Papillen- oder Gesichtsfeldschaden besteht und der Patient regelmäßig kontrolliert wird: „Lieber kontrollieren als therapieren." Hierzu ist notwendig, dass die Kontrolluntersuchungen auch aussagefähig sind (zuverlässiges Gesichtsfeld, ophthalmoskopisch beurteilbarer Sehnervenkopf). Daneben spielt zugegebenermaßen sowohl die Beurteilung durch andere, den Patienten behandelnde Augenärzte als auch die Patientenhaltung selber eine Rolle: Ist der Patient sozusagen durch Erfahrungen in Bekanntschaft oder Familie „indoktriniert", dass eine Behandlung des erhöhten IOD erfolgen muss, würde ich trotz gewisser Zweifel an der Sinnhaftigkeit eher versuchen, eine milde Senkung des IOD herbeizuführen als den Patienten gegen seine Überzeugung von einer Behandlung abzubringen.

Kriterien der Therapieindikation bei okulärer Hypertension

- absolute Höhe des IOD
- Schwankungen beim IOD-Tagesprofil (siehe S. 44)
- Risikofaktoren des Patienten
- Zuverlässigkeit und Aussagefähigkeit bezüglich Kontrolluntersuchungen
- Patientenwunsch
- Übereinstimmung mit weiteren behandelnden Ärzten

Nach dem Expertenurteil steht zumindest fest, dass nicht jede okuläre Hypertension behandlungsbedürftig ist. Wie verhält es sich aber mit Patienten, die im Frühstadium des primären Offenwinkelglaukoms diagnostiziert werden? Trotz der allgemeinen Tendenz, eine Therapieindikation in diesem Fall zu bejahen, ist der Nutzen noch nicht sicher belegt. Nicht wenige Patienten erleben einen fortschreitenden Sehverlust trotz Therapie, und die Veränderung des IOD lässt – trotz erhärteter statistischer Bedeutung dieses Faktors – im Einzelfall keinen sicheren Rückschluss auf einen progredienten oder stabilen Verlauf zu. Daher wurde der Early Manifest Glaucoma Trial begonnen, um den Effekt der sofortigen IOD-senkenden Therapie mit dem Effekt der späteren oder ausbleibenden Therapie auf die Progredienz des neu diagnostizierten primären Offenwinkelglaukoms zu vergleichen. Die Teilnehmer der aktuell laufenden Studie wurden in eine Gruppe mit abgestuften Therapieoptionen (Betablocker, Prostaglandin-Analogon Latanoprost, Laser-Trabekuloplastik) und eine Gruppe ohne Behandlung (Ausnahme: Latanoprost, wenn der IOD auf 35 mm Hg steigt) randomisiert (Leske et al., 1999).

Bis die Ergebnisse des Early Manifest Glaucoma Trial und ähnlicher Studien möglicherweise für klare Verhältnisse sorgen, sollte von der Therapiebedürftigkeit des Glaukom-Frühstadiums ausgegangen werden.

3.1.2 Therapieziele

Das (eigentliche) Therapieziel beim Glaukom ist die Erhaltung der Sehfähigkeit des Patienten. Da alle verfügbaren Therapieoptionen auf eine Senkung des IOD zielen (mit Ausnahme der Kalziumantagonisten beim Glaukom mit vasospastischer Komponente), wird das Therapieziel in der Regel als „Zieldruck" beschrieben.

Die individuelle Festlegung des Zieldrucks gehört wahrscheinlich zu den interessantesten Konzepten der Glaukomtherapie: Das Konzept, dass der Zieldruck der Obergrenze des statistischen Normbereichs von etwa 21 mm Hg entsprechen solle, ist nicht nur beim Normaldruckglaukom, sondern auch bei der Hochdruck-Variante des primären Offenwinkelglaukoms ungeeignet! Dies ergaben u. a. Langzeitbeobachtungsstudien nach Filtrationschirurgie: Der Anteil der Patients mit progredientem Gesichtsfeldverfall zeigte auch unterhalb des statistischen Normbereiches eine lineare Beziehung zum mittleren postoperativen IOD und reichte nach Beobachtungen von Paul Palmberg von 15 % bei einem IOD von 14 – 15 mm Hg bis zu 60 % bei einem IOD um 19 mm Hg. *Der individuelle Zieldruck soll daher dem IOD entsprechen, bei dem es nicht zu einer Progression des Gesichtsfeldverlusts und des glaukomatösen Sehnervenschadens kommt, und generell so niedrig wie möglich sein. 10 – 12 mm Hg wären wohl ideal.*

Das von Grehn vorgestellte „kombinierte Drucksenkungskriterium" erlaubt eine halbschematische Orientierung (Abb. 3.**1**). Danach soll der IOD gegenüber dem Ausgangsdruck wenigstens um 20 %, bei fortgeschrittenem Glaukom um 30 – 40 % gesenkt werden. Gleichzeitig soll eine IOD-Obergrenze von 22 mm Hg nicht überschritten werden. Natürlich muss auch ein Zieldruck, der nach dieser Vorschrift ermittelt wurde, im Verlauf korrigierbar sein (Grehn, 1997).

Der individuelle Zieldruck hängt zunächst vom Ausgangsdruck ab: Trat die glaukomatöse Schädigung bei einem Druck von 35 – 50 mm Hg ein, *kann* es ausreichen, den Zieldruck auf 21 mm Hg festzulegen. Trat der Schaden dagegen schon bei einem Druck von 23 mm Hg ein, ist eine

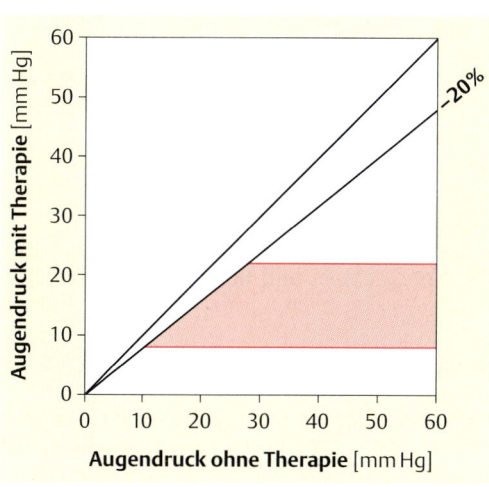

Abb. 3.**1** Kombiniertes Drucksenkungskriterium. Alle Patienten mit einem IOD innerhalb der Fläche des „Zieldruckbereichs" gelten *primär* als erfolgreich behandelt (Grehn, 1997).

Senkung auf 21 mm Hg sehr wahrscheinlich unzureichend. Als therapeutischen Erfolg – hinsichtlich der IOD-Senkung – betrachten wir und andere einen Rückgang des Ausgangsdrucks um 30%. Hitchings (1998) fordert eine noch stärkere Reduktion des IOD, und zwar auf die Hälfte dessen, bei dem eine Schädigung aufgetreten ist. Im Falle eines Normaldruckglaukoms mit glaukomatöser Schädigung bereits bei 20 mm Hg würde dies eine therapeutische Reduktion auf 14 (30%) bzw. 10 mm Hg (50%) bedeuten. *Letztlich ist eine IOD-Senkung bis zum Erreichen des eigentlichen Therapieziels – bis zur Stabilisierung des Gesichtsfeld- und Papillenbefundes – zu fordern. Dies impliziert, dass der individuelle Zieldruck möglicherweise erst nach mehreren Kontrolluntersuchungen feststeht. Eine Befundverschlechterung ist grundsätzlich eine Indikation zur weiteren Drucksenkung, entsprechend zeigt die Stabilität des Befundes an, dass eine ausreichende IOD-Senkung erreicht ist. Hierbei sind aber strenge Maßstäbe anzulegen.*

Ein weiterer Faktor, der den individuellen Zieldruck beeinflusst, ist das Risikoprofil. Bei zusätzlichen Risikofaktoren (z. B. Familienanamnese, Alter, Myopie, vorheriger Zentralvenenverschluss) muss primär ein besonders niedriger Zieldruck angesetzt werden. Andererseits ist z. B. bei hochbetagten Patienten mit relativ geringer Glaukomschädigung keine allzu rigorose IOD-Senkung unter Akzeptanz von möglicherweise noch ausgeprägten Nebenwirkungen zu befürworten: Es muss immer überlegt werden, ob ein Patient in der ihm statistisch zur Verfügung stehenden Lebensspanne überhaupt ein relevantes Risiko hat, so viel visuelle Funktion zu verlieren, dass es zu einer entscheidenden Einschränkung seiner Lebensqualität kommen kann. Die Senkung des IOD ist jedenfalls kein Selbstzweck!

Um den bei Therapiebeginn vorläufig definierten Zieldruck zu erreichen, wird beim primären Offenwinkelglaukom meistens eine medikamentöse Monotherapie begonnen, von der eine IOD-Senkung um etwa 20–25% erwartet wird. Wird der Zieldruck damit nicht erreicht oder wird im Verlauf eine zusätzliche Senkung erforderlich, muss die Therapie geändert werden. Je nach dem erwarteten Nutzen, dem Risiko und der Therapiecompliance des Patienten kommen dann die Optionen der medikamentösen Kombinationstherapie und der operativen Therapie zum Einsatz.

3.2   Indikationen der antiglaukomatösen Therapie

Grundsätzlich ergeben sich bei den Glaukomerkrankungen die Möglichkeiten der medikamentösen, chirurgischen oder Lasertherapie, wobei Lasertherapien in ihrer Bedeutung zurückstehen und nur eine Untergruppe der chirurgischen Therapie darstellen. Traditionellerweise wird die Glaukomtherapie in Deutschland und in den meisten Ländern mit medikamentöser Therapie begonnen. Dies beruht auf der Überlegung, dass medikamentöse Therapie weniger eingreifend und in vielen Fällen in ihrer Wirkung auch ausreichend ist. Augenarzt und Patient können schnell darin übereinstimmen, eine Operation, die niemals sehverbessernd ist, aber möglicherweise mit Komplikationen behaftet sein kann, nicht primär durchzuführen. Allerdings muss dieses nicht richtig sein: Die größte Komplikation einer Glaukomtherapie ist eine mögliche Unwirksamkeit. Daten der Moorfields-Gruppe legen nahe, dass langfristig *die* Patienten den besten Funktionserhalt hatten, die primär – also ohne vorhergehende medikamentöse Therapie – operiert wurden (Migdal et al., 1994). Realistischerweise muss man aber sehen, dass auch in England und selbst am Moorfields Eye Hospital sich die primäre Glaukomoperation bei Neuentdeckung des Glaukoms aus vielerlei Gründen nicht durchgesetzt hat. Daher bleibt die medikamentöse Therapie zumindest bei Diagnosestellung bis auf weiteres die primäre Therapie der Wahl.

3.2.1 Medikamentöse Therapie: Allgemeines

Die medikamentöse Therapie des Glaukoms zielt in erster Linie auf eine Senkung des IOD ab. Die Höhe des IOD wird von drei Faktoren determiniert, von der Kammerwassersekretion, vom Abflusswiderstand und vom episkleralen Venendruck. Die Reduktion jedes der drei Parameter führt zu einer Senkung des IOD. Eine Verminderung der Kammerwasserbildung wird z.B. durch Beta-Adrenorezeptoren-Blocker (Betablocker) oder Karboanhydrase-Hemmer erreicht, eine Verbesserung des Kammerabflusses durch Senkung des Abflusswiderstandes z.B. durch Pilocarpin, Sympathomimetika und Prostaglandin-Analoga.

Die Wahl des Wirkstoffs hängt u.a. von den Risikofaktoren und Begleiterkrankungen des Patienten und von den potenziellen Nebenwirkungen des Mittels ab. Medikamentöse Therapie sollte immer – auch bei sehr hohen IOD-Werten – als Monotherapie begonnen werden. Die erreichbare Drucksenkung bei einem gegebenen Patienten durch ein bestimmtes Medikament ist nicht vorhersagbar. Bei gesicherter Unwirksamkeit eines Medikaments sollte zunächst auf ein anderes Medikament umgestellt werden. Auch bei partieller, aber nicht ausreichender Wirksamkeit sollte zunächst eine Umstellung auf eine andere Monotherapie erfolgen. Erst bei gesichert nicht ausreichender Monotherapie wird eine Kombinationstherapie begonnen. Die Kombination soll zunächst nur zwei Medikamente mit unterschiedlichen Wirkmechanismen beinhalten, kann dann auf drei und in nur sehr seltenen Fällen mehr

Medikamente ausgeweitet werden.
  Mögliche Zweierkombinationen sind u. a.:
- Betablocker + lokaler Karboanhydrase-Hemmer
- Betablocker + Alpha-2-Agonist
- Betablocker + Parasympathomimetikum
- Betablocker + Prostaglandin-Analogon
- Prostaglandin-Analogon + lokaler Karboanhydrase-Hemmer
- Prostaglandin-Analogon + Alpha-2-Agonist

Aus mehreren Gründen ist es weder ratsam noch möglich, bei einem Patienten „alle Register" der medikamentösen Kombinationstherapie zu ziehen. Zum einen müssen Nebenwirkungen, Kontraindikationen und Complianceprobleme beachtet werden. Zum anderen verändert die medikamentöse Therapie die Qualität des subkonjunktivalen Bindegewebes, wodurch die Erfolgschancen einer späteren Filtrationschirurgie beeinträchtigt werden.

3.2.2 Parasympathomimetika (Cholinergika, „Miotika")

Parasympathomimetika sind die ältesten zur Glaukombehandlung eingesetzten Medikamente. Die Wirkung von Physostigmin und Pilocarpin wurde 1876 erstmalig beschrieben. Parasympathomimetika ahmen die Wirkung von Acetylcholin, dem natürlichen Mediator des parasympathischen Nervensystems, nach. Sie haben eine hohe Affinität zum Acetylcholin-Rezeptor, werden aber nicht so schnell abgebaut wie der natürliche Transmitter.
  Die Stimulation der Acetylcholin-Rezeptoren in der glatten Muskulatur des Ziliarkörpers bewirkt eine Kontraktion. Dabei werden das angrenzende Trabekelwerk und der Schlemmsche Kanal aufgespreizt, wodurch der Abflusswiderstand sich verringert. Gleichzeitig greift Pilocarpin, wie Wiederholt zeigte, auch noch an kontraktilen Elementen des Trabekelwerks selber an. Beim Offenwinkelglaukom hat die von den Parasympathomimetika bewirkte Miosis („Miotika") keine therapeutische Bedeutung.
  Pilocarpin ist das am häufigsten verwendete Parasympathomimetikum. Es senkt den IOD um etwa 20 % mit erheblicher Variabilität von Patient zu Patient, muss aber wegen seiner kurzen Wirkdauer 4 × täglich appliziert werden. Das länger wirksame Carbachol und der Cholinesterasehemmer („indirektes Cholinergikum") Neostigmin spielen keine Rolle mehr. Parasympathomimetika haben eine additive Wirkung mit Betablockern, Karboanhydrase-Hemmern und Sympathomimetika, sollen aber nicht mit Prostaglandin-Analoga kombiniert werden, da der

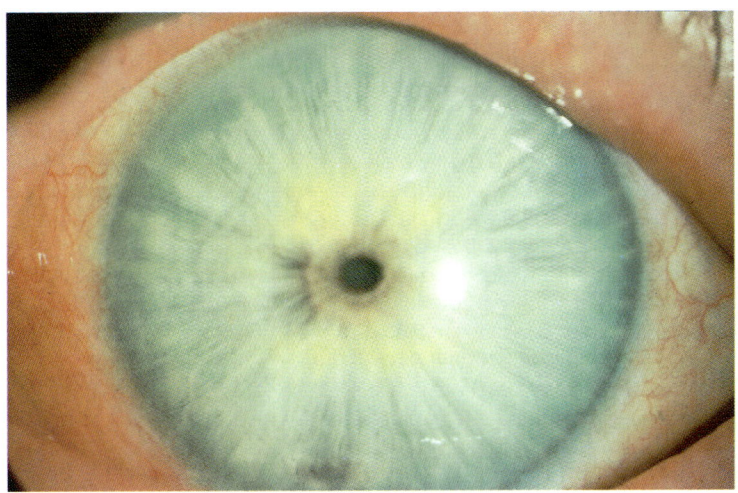

Abb. 3.**2**   Ausgeprägte Miosis bei Gabe von Parasympathomimetika. Die Miosis limitiert die Anwendung von Parasympathomimetika stark, da insbesondere auch kaum noch Nachtfahrtauglichkeit besteht.

kontrahierende Effekt des Pilocarpins dem verstärkten uveoskleralen Abfluss durch Prostaglandine entgegensteht.

Pilocarpin ist vom Prinzip her ein gutes Glaukommedikament, da es am pathophysiologisch relevanten Mechanismus des Glaukoms, nämlich der reduzierten Abflussfazilität, angreift. Außerdem bleibt seine Wirkung häufig über viele Jahre oder gar Jahrzehnte ohne nennenswerten Wirkungsnachlass erhalten. Leider wird es wegen der erheblichen Nebenwirkungen (Miosis mit gestörter Dunkeladaptation vor allem bei jungen Menschen und durch Kontraktion des Ziliarmuskels induzierte Kurzsichtigkeit) nur noch selten gut akzeptiert (Abb. 3.**2**). Darüber hinaus kann – als wenig bekannte Nebenwirkung mit durchaus relevanter Bedeutung – eine Asthmaneigung durch Pilocarpin deutlich verstärkt werden.

3.2.3 Sympathomimetika

Adrenalin und seine Derivate werden etwa seit 1900 zur Glaukombehandlung eingesetzt, zunächst subkonjunktival mit erheblichen Nebenwirkungen und ab 1923 als lokale Tropfentherapie. Sympathomimetika vermindern die Kammerwasserbildung und erhöhen die trabekuläre Fazilität. Die zweimal tägliche Anwendung senkt den IOD in sehr variabler Weise, häufig aber weniger als 20 %.

Da Adrenalin selbst häufig zur Kontaktsensibilisierung und zu lokalen Nebenwirkungen am Auge (u. a. reaktive Hyperämie, follikuläre Konjunktivitis) führte, wird heute seine Vorstufe Dipivefrin eingesetzt, die erst nach Penetration der Hornhaut in Adrenalin umgewandelt wird. Kardiovaskuläre Nebenwirkungen (Blutdrucksteigerung, Tachykardie) können die Anwendung dieser Substanzen limitieren.

Sympathomimetika zeigen eine additive Wirkung mit Parasympathomimetika und mit Karboanhydrase-Hemmern, die additive Wirkung mit Betablockern ist nur gering. Auch Sympathomimetika werden in Zukunft wahrscheinlich seltener verwendet.

3.2.4 Betablocker

1967 wurde erstmals beschrieben, dass der Betablocker Propranolol nach systemischer Gabe eine IOD-Senkung bewirkt, die dann auch nach lokaler Gabe am Auge eintrat. Ab 1978 kamen die Betablocker als Augentropfen auf den Markt. Die am besten untersuchte Substanz ist Timolol. Weitere Betablocker sind Betaxolol, Levobunolol, Metipranolol, Carteolol, Pindolol und Befunolol. Betablocker reduzieren die Kammerwasserbildung. Timolol wird in der Regel 2 × täglich getropft und senkt den IOD in Monotherapie um ca. 25 %.

Da die Beta-Adrenorezeptoren sich adaptieren können, kann die Wirkung der Betablocker nach längerer Zeit nachlassen (Long-term-Drift). Gelegentlich kommt es auch zu einem schnellen Nachlassen der Wirkung (Short-term-Escape). Die okulären Nebenwirkungen der Betablocker sind gering. Ihr lokalanästhetischer Effekt kann sich auf die okulären Nebenwirkungen eines Kombinationspartners sogar günstig auswirken. Außerdem können Betablocker ein trockenes Auge verursachen.

Allerdings haben auch lokal applizierte Betablocker, da sie in erheblicher Menge resorbiert werden, dieselben Kontraindikationen wie systemisch applizierte: AV-Block II. Grades (Verstärkung zum AV-Block III. Grades; Abb. 3.**3**) sowie Asthma. Allgemeine Nebenwirkungen sind u. a. zentralnervöse Störungen, Bradykardien, Bradyarrhythmien und Blutdrucksenkung. Eine Blutdrucksenkung bei Normo- oder gar Hypotonie könnte auch für das Glaukomauge schädlich sein (siehe unten).

Betablocker können gut mit einem lokalen Karboanhydrase-Hemmer, Parasympathomimetikum, Alpha-2-Agonisten und Prostaglandin-Analogon kombiniert werden. Betablocker werden auch in Zukunft einen Platz in der Spitzengruppe der Glaukommittel haben.

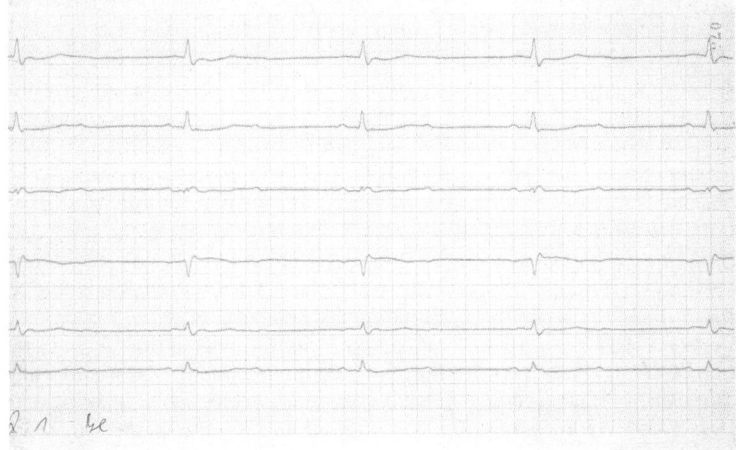

Abb. 3.**3**   AV-Block II. Grades: Bei AV-Block II. Grades mit Verlängerung der PQ-Zeit sind Betablocker kontraindiziert.

Der Unterschied zwischen verschiedenen Betablockern, vor allem zwischen Timolol und Betaxolol, könnte auch therapeutisch von Interesse sein. Betaxolol hat weniger pulmonale und kardiale Nebenwirkungen als Timolol und könnte auch die Perfusion des Sehnerven günstiger als andere Betablocker beeinflussen. Wegen seiner kalziumantagonistischen Partialwirkung hat Betaxolol möglicherweise auch ein neuroprotektives Potential (siehe auch S. 73). Grundsätzlich aber sind die Kontraindikationen aller Betablocker dieselben.

Die Menge der Literatur zur Wirkung von lokalen Betablockern auf die okuläre Durchblutung ist schier unübersehbar. Nur zwei Untersuchungen sollen stellvertretend angeführt werden: Evans et al. (1999) haben den Effekt von Betaxolol und Timolol auf die retrobulbäre Durchblutung an 11 Patienten mit primärem Offenwinkelglaukom und okulären Vasospasmen verglichen. Mit Farbdoppler wurden die Fließgeschwindigkeit und die Widerstandsindizes in den retrobulbären Gefäßen untersucht. Der IOD und die Kontrastempfindlichkeit wurden zu Beginn und am Ende einer 4-wöchigen Therapie gemessen. Bei vergleichbarer IOD-Senkung zeigten die Patienten eine signifikante hämodynamische Verbesserung auf Betaxolol, nicht aber auf Timolol. Nach 4 Wochen Betaxolol fiel der Widerstand in der zentralen Retina- und in posterioren Ziliararterien signifikant. Zwischen der erhöhten Kontrastempfindlichkeit nach Betaxolol-Therapie und der Veränderung im Widerstandsindex der Ziliararterien bestand eine signifikant positive Korrelation.

Hayreh et al. (1999) haben den Effekt der lokalen Betablocker-Therapie auf die nächtliche arterielle Hypotonie an 114 Patienten mit anteriorer ischämischer Optikusneuropathie, 131 mit Normaldruckglaukom und 30 mit primärem Offenwinkelglaukom mittels 24-Stunden-Blutdruckmessung und IOD-Tagesprofil untersucht. 114 der Patienten wendeten Betablocker-Augentropfen an. Sie hatten einen signifikant stärkeren Rückgang des nächtlichen diastolischen Blutdrucks, einen niedrigeren minimalen nächtlichen diastolischen Blutdruck und eine signifikant niedrigere minimale nächtliche Herzfrequenz als die Nichtanwender. Die Augen mit Normaldruckglaukom, die Betablocker erhielten, zeigten in dieser Studie signifikant häufiger eine Progredienz als die Augen ohne Betablocker. *Für entsprechend anfällige Patienten beinhaltet die Anwendung von Betablocker-Augentropfen, die den nächtlichen Blutdruck senken, daher womöglich ein Risiko, jedoch ist die Literatur in diesem Punkt nicht konsistent.*

3.2.5 Alpha-2-Agonisten

Alpha-2-Agonisten sind – weltweit gesehen – eine relativ junge Gruppe von Antiglaukomatosa. In Deutschland und einigen europäischen Ländern stand jedoch mit ihnen schon seit den 1970er Jahren ein stark IOD senkendes Medikament zur Verfügung. Alpha-2-Agonisten senken den IOD nach lokaler (und systemischer) Gabe in gesunden und Glaukomaugen durch Verminderung der Kammerwassersekretion und wahrscheinlich auch durch Verbesserung des trabekulären Abflusses. Nach lokaler Gabe an einem Auge wird bei Clonidin ein kontralateraler Effekt gesehen. Seine blutdrucksenkende und sedierende Wirkung hat seine Anwendung limitiert.

Apraclonidin (Para-Amino-Clonidin) hat zwar weniger zentralnervöse Nebenwirkungen, aber eine hohe Allergierate (je nach Konzentration bis zu 50%). Der neueste Alpha-2-Agonist ist das 1997 zugelassene Brimonidin. Seine Allergierate ist niedriger als die von Apraclonidin, es hat aber eine stärkere sedierende und blutdrucksenkende Wirkung, die bei Kindern beträchtlich sein kann. Die beiden neuen Alpha-2-Agonisten senken den IOD etwa um 25%.

Brimonidin hat möglicherweise ein neuroprotektives Potenzial: Der Sehnerv von Ratten, der mechanisch geklemmt wurde, erholte sich unter Brimonidin schneller als ohne die – systemische – Gabe des Medikaments. Die Bedeutung dieses Befundes für das menschliche Glaukom ist aber noch spekulativ.

Alpha-2-Agonisten könnten bevorzugt bei Patienten eingesetzt werden, bei denen der systemische Blutdruck erhöht ist. Bei niedrigem Blutdruck sollten sie möglichst nicht verwendet werden. Auch wenn ein Patient Anzeichen von (vasospastischen) Durchblutungsstörungen hat, sind Alpha-2-Agonisten nicht indiziert, weil sie grundsätzlich eine Gefäßkonstriktion auslösen können. Dies kann man an der Konjunktiva beobachten, die nach der Anwendung abblasst.

3.2.6 Prostaglandin-Analoga

Prostaglandine haben u. a. die Funktion von Entzündungsmediatoren und werden am Auge z. B. bei Iritis und Uveitis freigesetzt. Seit langem ist bekannt, dass der IOD in einem Auge mit Uveitis oft niedriger als im gesunden Gegenauge ist. Prostaglandine verstärken den Abfluss des Kammerwassers über normalerweise unbedeutende uveosklerale Abflusswege, was sinnvoll ist, da die Entzündung des Trabekelwerks bei der Uveitis den Hauptabflussweg stören kann.

Als synthetisches Prostaglandin (Prostaglandin-Analogon) mit Betonung der IOD-senkenden Wirkung und abgeschwächter Entzündungsreaktion ist Latanoprost seit 1997 in Deutschland verfügbar. Latanoprost kann eine IOD-Senkung um 30 – 35 % bewirken, individuelle Unterschiede im Ansprechen sind aber zu berücksichtigen.

Am Auge kann Latanoprost eine Hyperämie bzw. eine Entzündungsreaktion auslösen. Eine spezifische Nebenwirkung von Latanoprost ist eine Braunfärbung der Iris, die vor allem bei grün-brauner und gelbbrauner, also gemischtfarbiger, Iris auftritt. Die Patienten müssen vor Beginn der Behandlung auf diesen Effekt hingewiesen werden und mit einer potenziellen Irisverfärbung einverstanden sein.

Die Kombination von Latanoprost mit einem Alpha-2-Agonisten, Betablocker und Karboanhydrase-Hemmer ist möglich, Miotika sollten nicht mit Latanoprost kombiniert werden, da diese den verbesserten uveoskleralen Abfluss antagonisieren.

Eine Sonderstellung unter den neuen Pharmaka nimmt das Unoprostone ein. Es wurde von dem Japaner Ueno synthetisiert und weist eine strukturelle Ähnlichkeit mit Prostaglandinen auf, hat aber statt der 20 C-Atome der Prostaglandine 22 C-Atome und weitere Besonderheiten der Molekülstruktur. Ueno selbst hielt das nach ihm benannte Unoprostone zunächst für ein schwaches Prostaglandin, doch zeigten von ihm und anderen durchgeführte Experimente, dass das Molekül an keinem der vielen bekannten Prostaglandin-Rezeptoren eine z. B. dem Latanoprost vergleichbare Aktivität ausübt. Daher wird das Molekül inzwischen wegen seiner 22C-Atome als Dokosanoid bezeichnet und nicht als Prostaglandin. Klinische Studien zeigten, dass die IOD-senkende Wirkung vergleichbar ist der von Betaxolol, jedoch geringer als die von Timolol und somit auch geringer als die von Latanoprost. Systemische Nebenwirkungen sind nicht bekannt. Lokale Nebenwirkungen schließen insbesondere Fremdkörpergefühl und Brennen sowie kurzzeitige Sehverschlechterung unmittelbar nach Tropfengabe ein. Die typischen Nebenwirkungen von Latanoprost wie Irisverfärbung, verstärktes Wimpernwachstum und andere treten gerade nicht oder sehr selten auf, was die These verstärkt hat, dass es sich hierbei nicht um ein Prostaglandin, sondern nur um eine in der Struktur ähnliche Substanz handelt.

3.2.7 Systemische und lokale Karboanhydrase-Inhibitoren

Diese Glaukommittel werden ausführlich im Kapitel 4 vorgestellt. Sie haben einen ausgeprägten IOD-senkenden Effekt und verbessern wahrscheinlich die okuläre Perfusion. Daher gelten sie neben den Kalziumantagonisten als Mittel der Wahl bei Glaukomen, deren vaskuläre Komponente deutlich wird.

3.2.8 Vasoaktive Medikamente: Kalziumantagonisten

Glaukommittel mit vaskulärer Wirkung sind Karboanhydrase-Hemmer (siehe Kapitel 4), Kalziumantagonisten und sogar Betaxolol, ein Betablocker mit kalziumantagonistischer Partialwirkung. Auch physiologische Kalziumantagonisten wie Magnesium werden in dieser Indikation geprüft.

Nicht nur Patienten mit Normaldruckglaukom, sondern auch mit der Hochdruck-Variante des primären Offenwinkelglaukoms haben häufig vasospastische Erkrankungen, die zu einer Progredienz des Glaukoms beitragen. Kalziumantagonisten werden seit etwa 10 Jahren in der Glaukomtherapie eingesetzt, im Wesentlichen bei jüngeren Glaukompatienten zwischen 35 und 60 Jahren mit kalten Händen und Füßen, Migräne, Tinnitus und niedrigem Blutdruck, um die vaskuläre oder vasospastische Komponente des Glaukoms zu behandeln (siehe auch Abschnitt 1.6.1 e).

Kalziumantagonisten hemmen den zellulären Kalziumeinstrom und bewirken eine Vasodilatation. Auf einen vorhandenen Vasospasmus wirken sie krampflösend. Beim Glaukom wäre eine Dosierung optimal, welche die Durchblutung des Sehnerven erhöhte bzw. stabilisierte, ohne den systemischen Blutdruck zu senken. Diese Bedingungen erfüllt derzeit vor allem Nimodipin in niedriger *oraler* Dosierung.

Die wichtigste Nebenwirkung der Kalziumantagonisten ist die Senkung des arteriellen Blutdrucks, wodurch sich die Durchblutungssituation am Auge verschlechtern könnte. Es empfiehlt sich, die Wirkung eines Kalziumantagonisten nicht nur mit dem Gesichtsfeld, sondern auch mit einem 24-Stunden-Blutdruckprofil zu kontrollieren. Bei Arteriosklerose sollen Kalziumantagonisten nicht angewendet werden, da hier durch Vasodilatation Blut in ohnehin gut durchblutete Bezirke umgeleitet werden könnte (Steal-Effekt).

Bei einem Glaukom mit Gefäßproblematik sollen blutdrucksenkende Kalziumantagonisten nicht mit einem Betablocker oder dem Alpha-2-Agonisten Clonidin kombiniert werden, da auch diese Wirkstoffe den Blutdruck senken. Mit lokalen Karboanhydrase-Hemmern dagegen sind Kalziumantagonisten gut kombinierbar.

Kalziumantagonisten haben möglicherweise auch eine neuroprotektive Bedeutung beim Glaukom (siehe Abschnitt 3.2.10). Ob sie auch bei Glaukomformen ohne klar erkennbare vaskuläre Komponenten indiziert sind, ist derzeit noch nicht zu sagen.

Die vasoaktive Therapie beim Glaukom beschränkt sich im Übrigen nicht auf die Gabe vasoaktiver Glaukommittel. Da (nächtlichen) Blutdruckabfällen vorgebeugt werden muss, kann – nach Auswertung einer 24-Stunden-Blutdruckmessung – die Umstellung einer antihypertensiven Therapie erforderlich sein. Auch sonstige Medikamente, die den Blutdruck senken, wie z. B. Psychopharmaka oder Alpha-Rezeptorenblocker bei benigner Prostatahyperplasie, müssen berücksichtigt werden. Allgemeine Maßnahmen, wie z. B. Stützstrümpfe, ausreichende Kochsalzzufuhr und körperliches Ausdauertraining, sind logisch und sinnvoll.

3.2.9 Ausdauertraining

Bis wissenschaftlich untermauerte medikamentöse Verfahren zur Verbesserung der Durchblutung beim Glaukom etabliert sind, erscheint folgendes Vorgehen sinnvoll: Weisen anamnestische und körperliche Zeichen darauf hin, dass bei einem Glaukom eine Durchblutungskomponente eine erhebliche Rolle spielt, sollten die Patienten zu Folgendem angewiesen werden: Sofern der körperliche Zustand dies erlaubt, sollte ca. dreimal pro Woche Ausdauertraining betrieben werden, bei welchem der Puls ca. 70 % der maximalen Herzfrequenz (220 minus Lebensalter) erreicht. Folgende Effekte sind vollkommen unstrittig:

- Senkung des Ruhepulses
- Erhöhung der Auswurffraktion des Herzens
- regulierender Effekt auf den Blutdruck (d. h. niedriger Blutdruck wird höher, erhöhter Blutdruck normalisiert sich)
- Regulierung des Gewichts
- Verminderung der Blutfette (Cholesterin) und Erhöhung des Anteils von High Density Lipoproteinen (HDL)

Meine persönlichen Erfahrungen mit diesem Ratschlag sind sehr positiv. Einige Patienten berichten von einer Verbesserung ihrer visuellen Funktion. Aber auch wenn dieser Eindruck falsch sein sollte und das Herz-Kreislauf-Training keinerlei verbessernden Effekt auf das Glaukom hätte, sind zahlreiche andere, ausschließlich positive Effekte zu erwarten.

3.2.10 Potenziell neuroprotektive Wirkstoffe

Mechanismen der Neurodegeneration von retinalen Ganglienzellen wurden in Abschnitt 1.6.3 angedeutet. Davon lassen sich Ansatzpunkte für eine neuroprotektive Therapie ableiten. Dieser Bereich ist allerdings insgesamt noch als spekulativ zu kennzeichnen, ungeachtet dessen, ob bereits vorhandene Wirkstoffe (z. B. Kalziumantagonisten, Betaxolol, Brimonidin, Vitamine, Glutamat-Antagonisten) oder noch zu erforschende Mechanismen und Wirkstoffe betroffen sind (Tabelle 3.1).

Postischämisch entsteht eine erhöhte Glutamat-Konzentration, die sich in der Glaskörperflüssigkeit von Glaukompatienten nachweisen ließ. Durch Überstimulation des Glutamat-Rezeptors von Ganglienzellen und amakrinen Zellen wird ein massiver Kalziumeinstrom in die Zellen ausgelöst, der zum beschleunigten Zelltod beiträgt. Kalziumantagonisten und der Betablocker Betaxolol mit kalziumantagonistischer Partialwirkung bremsen den Kalziumeinstrom und schützen dadurch möglicherweise die Ganglienzellen (Osborne, 1999).

Tabelle 3.1   Potenziell neuroprotektive Wirkstoffe

- Kalziumantagonisten
- Betaxolol
- Brimonidin
- Antioxidanzien (Vitamin C, Vitamin E)
- Ginkgo biloba
- Acetylsalicylsäure
- Melatonin
- Glutamat-Antagonisten (Memantin, Flupirtin)
- Serotonin-5-HT$_{1A}$-Antagonisten
- Opioidrezeptor-Antagonisten
- N-methyl-D-aspartat-Antagonisten
- Kortikosteroide
- Wachstumsfaktoren, Neurotrophine
- Deprenyl, Desmethyldeprenyl (Monoamin-Oxidase-Inhibitor)

Da beim Reperfusionsschaden (siehe 1.6.1 f) freie Radikale entstehen, die den weiteren Zelluntergang anstoßen, sind auch Antioxidanzien potenziell neuroprotektiv wirksam.

Noch Zukunftsmusik ist die Gentherapie der Apoptose von Ganglienzellen. Sie könnte an den kompensatorischen Mechanismen der Zellen ansetzen, um die Apoptose, z. B. infolge Kompression oder Ischämie, abzuwehren. Durch die Induktion endogener Zellrettungsmechanismen könnte der Zelltod möglicherweise abgewendet werden. Tatton (1999) weist in diesem Zusammenhang auf Deprenyl und seinen Metaboliten Desmethyldeprenyl hin, einen Monoamin-Oxidase-Inhibitor aus der Parkinson-Therapie. Dieser Wirkstoff reduziert die neuronale Apoptose, indem er die Öffnung der so genannten Permeabilitäts-Transitions-Pore blockiert, welche für die apoptotische Degeneration der Zelle notwendig ist.

3.2.11 Indikation zur chirurgischen Therapie

Im Rahmen dieses Buches mit den beiden Themenschwerpunkten aktuelles Krankheitsverständnis und medikamentöse Therapie des Glaukoms soll die chirurgische Glaukomtherapie nur unter den Aspekten der Indikation gestreift werden. Ausführungen zu Techniken und Therapieergebnissen der Glaukomchirurgie inklusive Laserbehandlung sind an anderer Stelle zu finden.

Eine operative Intervention beim Glaukom ist dann angezeigt, wenn der erhöhte IOD medikamentös nicht wirksam reduziert werden kann und sich eine progrediente glaukomatöse Papillenveränderung und/ oder ein progressiver Gesichtsfeldausfall entwickeln. Wenn der Patient seine Augentropfen nicht zuverlässig appliziert oder applizieren kann oder wenn der initiale IOD so hoch ist, dass der individuelle Zieldruck medikamentös wahrscheinlich nicht erreichbar ist, stellt sich die Operationsindikation früher bzw. primär. Die maximal tolerierte Arzneimitteltherapie und die Entscheidung zur Trabekulektomie hängen des Weiteren nicht nur vom Urteil des Arztes, sondern auch von den Bedürfnissen und Wünschen des Patienten ab (Stewart, 1999).

Das Spektrum der Kombinationstherapie soll beim einzelnen Patienten vor einer Filtrationsoperation möglichst nicht ganz ausgeschöpft werden, da die medikamentöse Therapie die Qualität des subkonjunktivalen Bindegewebes verändert, wodurch die Proliferationsneigung erhöht wird. Die Moorfields-Studie aus London hat ergeben, dass die Erfolgsquote bei primär, ohne medikamentöse Vorbehandlung operiertem Offenwinkelglaukom mit gleichem Schädigungsgrad besser ist als bei einem Eingriff nach mindestens einjähriger medikamentöser Vorbehandlung. Baudouin et al. (1999) haben den Einfluss der zuvor angewendeten Medikamente mit Hilfe von Konjunktiva- und Trabekelwerk-Biopsien untersucht, die bei der Filtrationsoperation entnommen wurden. 26 der 61 Teilnehmer waren mit zwei oder mehr Glaukommitteln mindestens 1 Jahr lang behandelt worden, 30 hatten mindestens 1 Jahr lang eine Betablocker-Monotherapie und 5 Teilnehmer hatten keine Medikamente vor dem Eingriff erhalten. 24/26 Konjunktiva- und 21/24 Trabekelwerk-Biopsien der Patienten mit Kombinationstherapie waren pathologisch infiltriert mit Zellen, die inflammatorische oder fibroblastische Marker exprimierten. In der Monotherapiegruppe waren 19/30 Konjunktiva- und 9/22 Trabekelwerk-Proben pathologisch infiltriert, ohne medikamentöse Vorbehandlung 1/5 Proben. Um die Bedeutung des Konservierungsmittels abschätzen zu können, führten die Autoren parallel einen Tierversuch mit konservierten und nicht konservierten Timolol-Augentropfen sowie mit dem Konservierungsmittel durch. Dabei traten sowohl unter Timolol plus Benzalkonium als auch unter Benzalkonium allein ähnliche toxische histopathologische Veränderungen auf, was auf die partielle Verantwortung von Benzalkonium für die pathologischen Veränderungen in den Biopsien hinweist.

> **Wie viele Glaukompatienten werden operiert?**
>
> Hattenhauer et al. (1999) haben die Wahrscheinlichkeit untersucht, mit der Patienten mit neu diagnostiziertem Offenwinkelglaukom sich einer ein- oder beidseitigen Filtrationsoperation unterziehen müssen. 295 Patienten wurden 20 Jahre lang nachbeobachtet. Dabei betrug die kumulative Wahrscheinlichkeit der Filtrationsoperation an mindestens einem Auge 23 % und an beiden Augen 12 %. Diese Daten stellen die gängige Praxis dar. Tatsächlich ergibt sich in den letzten Jahren aber doch ein Trend zur früheren Operation, um niedrigere Zieldruckwerte zu erreichen.

3.2.12 Therapiewechsel

Aus den Daten von neun nationalen Studien zur Ermittlung der Therapiekosten des Glaukoms (siehe auch 3.4) haben Rouland et al. (1998) Faktoren ermittelt, die zum Therapiewechsel prädestinieren. Die zweijährige Behandlung von 1739 Patienten, 1501 mit primärem Offenwinkelglaukom und 238 mit okulärer Hypertension, ging in die Auswertung ein. 961 (56 %) der Patienten behielten ihre initiale Monotherapie bei,

68,5 % der Patienten mit okulärer Hypertension und 54 % der Teilnehmer mit primärem Offenwinkelglaukom.

Ein hoher initialer IOD erhöhte (Tabelle 3.**2**) und ein beträchtlicher Therapieeffekt zu Beginn der Behandlung senkte die Wahrscheinlichkeit der Therapieänderung. Bei Patienten mit mäßigem oder schwerem Gesichtsfeldverlust wurde die Therapie erwartungsgemäß öfter geändert als bei Patienten mit geringem Gesichtsfelddefekt (Tabelle 3.**2**). Das Lebensalter hatte keinen ausgeprägten Einfluss, die Diagnose (okuläre Hypertension oder primäres Offenwinkelglaukom) wirkte sich nur in einigen Ländern aus. Je mehr Therapiewechsel stattfanden, desto höher waren die Therapiekosten (siehe Tabelle 3.**6**, S. 83).

In diesen Studien war die Betablocker-Monotherapie als Initialtherapie vorgesehen. Die bevorzugte Alternativtherapie war eine andere medikamentöse Monotherapie oder eine Kombinationstherapie; in Großbritannien und den Niederlanden kam auch die Laser-Trabekuloplastik oder die Trabekulotomie relativ häufig als Zweittherapie zum Einsatz.

Je höher der initiale IOD, je geringer der initiale Therapieeffekt und je später die Therapie im Verlauf der Erkrankung einsetzt, um so wahrscheinlicher ist ein Therapiewechsel.

Tabelle 3.**2** Abhängigkeit des Therapiewechsels vom initialen IOD-Wert und vom initialen Gesichtsfelddefekt (Rouland et al., 1998)

Kriterium	Therapiewechsel (%)
IOD-Messwerte (mm Hg)	
21 – 25	37
25 – 30	45
> 30	56
Ausmaß des Gesichtsfelddefekts	
„leicht"	39
„mäßig"	47
„schwer"	66

3.3 Therapie der Glaukomformen

Die Therapie der beiden häufigsten Glaukomformen, des primären Offenwinkelglaukoms und des akuten Winkelblockglaukoms, wird hier in Form von Checklisten kurz zusammengefasst. Im Anschluss daran werden therapeutische Besonderheiten des Normaldruckglaukoms diskutiert. Die Therapieüberlegungen zur okulären Hypertension wurde bereits in Abschnitt 3.1.1 erläutert.

3.3.1 Checkliste Therapie primäres Offenwinkelglaukom

Therapiebeginn:
- schon bei frühen anatomischen oder funktionellen Veränderungen unter der Annahme, dass der prätherapeutische IOD(-Bereich) den Sehnerven beeinträchtigt hat und weiter beeinträchtigen wird
- alle Risikofaktoren ermitteln

Festlegung des individuellen Zieldrucks (siehe auch S. 60 ff):
- nicht nach schematischen Regeln, in Übereinstimmung mit dem Patienten
- Lebensqualität berücksichtigen
- alle Risikofaktoren berücksichtigen

Auswahl der Therapieform:
- Therapieform hängt von körperlichen, visuellen, medizinischen, psychologischen und sozialen Umständen des Patienten ab.
- initial meistens lokale Glaukommittel
- Filtrationsoperation initial als mögliche Alternative für Patienten mit fortgeschrittenem Glaukom, sehr hohem IOD oder zu erwartender schlechter Compliance

Medikamentöse Therapie:
- erforderliche und zu erwartende Drucksenkung abstimmen
- mit Monotherapie beginnen
- ausreichend häufige Anwendung, Vermeidung von IOD-Spitzen im Tagesverlauf
- Kontraindikationen berücksichtigen
- Nebenwirkungen (lokal, systemisch), Belastungen des Patienten und Kosten berücksichtigen
- Instruktion des Patienten über Applikation des Medikaments
- Austausch eines nicht wirksamen Medikaments

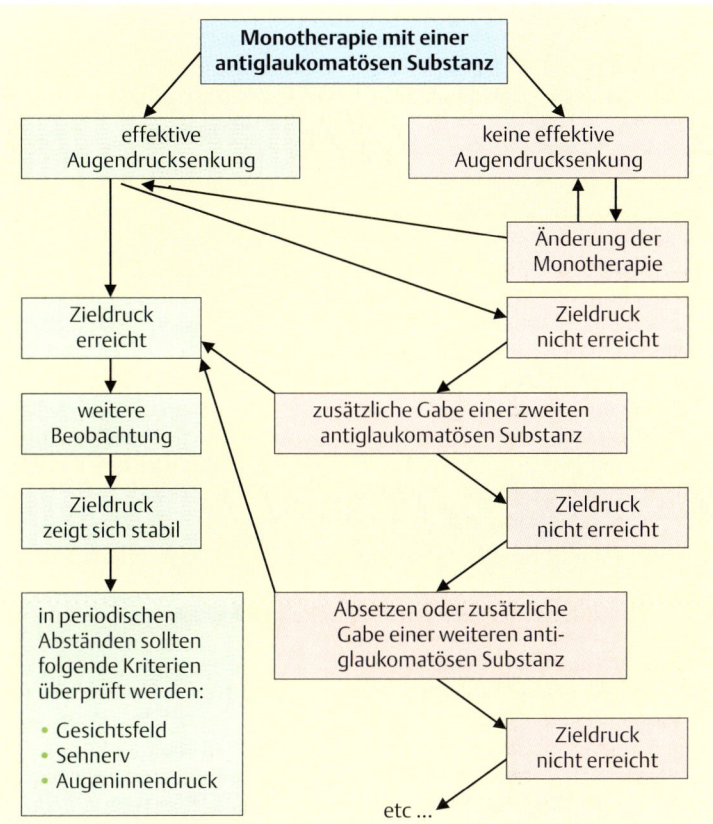

Abb. 3.**4** Therapieschema zur antiglaukomatösen Behandlung der European Glaucoma Society.

- Austausch eines ungenügend wirksamen Medikaments bzw. Kombination mit einem weiteren
- Patient bei den Kontrolluntersuchungen nach Zurechtkommen, Verträglichkeit, Nebenwirkungen und Compliance fragen
- medikamentöse Drucksenkung „um jeden Preis" vermeiden (siehe S. 73 f)

Operative Intervention:
- wenn der erhöhte IOD medikamentös nicht wirksam reduziert werden kann und eine progrediente Papillenveränderung und/oder ein progressiver Gesichtsfeldausfall erkennbar sind/ist

Kontrolluntersuchungen (siehe S. 52 ff)

Änderung des Zieldrucks:
- bei progredienter Sehnervenschädigung oder Verfall des Gesichtsfeldes Zieldruck (mindestens um 20%) nach unten korrigieren
- Korrektur des Zieldrucks nach oben eventuell möglich, wenn der Befund lange stabil war und der Patient wegen Nebenwirkungen eine Dosissenkung benötigt oder selbst wünscht

Änderung der Therapie:
- wenn ein stabiler IOD in Höhe des Zieldrucks nicht erreicht wird
- wenn ein Patient auch nach Erreichen des Zieldrucks einen progredienten Sehnervenschaden hat
- bei fehlender Compliance
- bei neuen Kontraindikationen gegen Medikamente

3.3.2 Checkliste Therapie akutes Winkelblockglaukom

Medikamentöse Akuttherapie:
- IOD senken und Glaukomanfall durch Öffnung des Kammerwinkels durchbrechen
- Pupillenverengung: Pilocarpin 1–2%ig ca. 1–2-mal, mehr nur, falls Pupille sich verengt. Bei ausbleibender Pupillenverengung besteht die Gefahr, dass der Anfall durch weitere Pilocarpin-Gaben und Ziliarkörperkontraktion verstärkt wird.
- Reduktion der Kammerwasserproduktion: systemisch Acetazolamid 10 mg/kg i. v.
- lokal Betablocker, Alpha-2-Agonisten, Karboanhydrase-Hemmer
- Verminderung des Glaskörpervolumens
  - Mannitol 1–1,5 g/kg oder
  - Glycerol   1–1,5 g/kg oder
  - Isosorbit 1–1,5 g/kg

Definitive Therapie durch Laser oder Operation:
- YAG-Laser-Iridotomie / chirurgische Iridektomie: Verhinderung des Pupillarblock-Rezidivs
- prophylaktische Iridotomie am Partnerauge, da in 50–75% der Fälle dort ein Pupillarblock entsteht

Danach ist eine medikamentöse Therapie bei reinem Pupillarblock/ Winkelblockglaukom nicht mehr notwendig. Es gibt jedoch gemischte Glaukomformen. Weitere medikamentöse Therapie ist auch dann notwendig, wenn es zu sekundären Goniosynechien kam.

3.3.3 Normaldruckglaukom

Auch beim Normaldruckglaukom sollte eine IOD-Senkung erfolgen. Die Kriterien der individuellen Zieldruck-Ermittlung gelten grundsätzlich auch hier (Zieldruck abhängig vom Schädigungsdruck, Berücksichtigung der weiteren Risikofaktoren, Senkung um 30%, Überprüfung der Effektivität des Zieldrucks durch Kontrollen, Anpassung). Die Zieldrucke beim Normaldruckglaukom würden danach unter 16 mm Hg, in Extremfällen sogar unter 10 mm Hg liegen.

Dass der IOD eine Rolle in der Pathogenese des Normaldruckglaukoms spielt, zeigte die Collaborative Normal-Tension Glaucoma Study (1998), in der 145 Patienten mit Normaldruckglaukom entweder eine therapeutische Reduktion des IOD um 30% oder keine Therapie erhielten. Die Studie ergab jedoch auch, dass die IOD-Senkung beim Normaldruckglaukom oft durch eine Operation erzielt wurde, die in der Folge zu einer Katarakt führen kann: Eine Verschlechterung der Sehfähigkeit trat nämlich in beiden Gruppen etwa gleich häufig auf, mit therapeutischer IOD-Senkung bei 22/66, ohne bei 31/79. Nur wenn die Patienten mit kataraktbedingter Sehverschlechterung nicht berücksichtigt wurden, ging die Sehfähigkeit signifikant häufiger bei den Unbehandelten (31/79) als bei den Behandelten (8/66) zurück. Ein weiteres Ergebnis dieser Studie: Von den Unbehandelten waren innerhalb der Nachbeobachtungszeit nur 31/79 progredient.

Bei einem Teil der Patienten mit Normaldruckglaukom spielen auch vasospastische Erkrankungen und eine gestörte Perfusion eine Rolle in der Pathogenese und Progredienz. Daher werden vasoaktive Glaukommittel (z.B. Kalziumantagonisten, Karboanhydrase-Hemmer) zur Behandlung eingesetzt. Auf den Sinn allgemeiner Maßnahmen (z.B. Stützstrümpfe, Kochsalzzufuhr, körperliches Training) wurde hingewiesen. Wichtig ist auch die Überprüfung der Medikamentenanwendung des Patienten, um den möglicherweise schädlichen Einfluss blutdrucksenkender Mittel zu erkennen.

Auf neuroprotektive Ansätze, die aber heute noch weitgehend spekulativ sind (u.a. Antioxidanzien, Glutamat-Antagonisten), wurde hingewiesen (siehe 3.2.10).

3.4   Therapiekosten

Nationale Beobachtungsstudien aus neun Ländern (Australien, Deutschland, Frankreich, Großbritannien, Kanada, den Niederlanden, Schweden, Spanien und den USA) ermöglichen einen Einblick in die Glaukomökonomie. Die Ergebnisse sind besonders umfassend und anschaulich in dem Buch „Primary Open-Angle Glaucoma – Differences in International Treatment Patterns and Costs" (Hrsg. B. Jönsson und G. Krieglstein) dargestellt und werden hier nur in Auszügen referiert.

An den einzelnen Länderstudien nahmen jeweils etwa 200 Patienten mit chronischem Offenwinkelglaukom (inkl. Pseudoexfoliations- und Pigmentglaukom) und therapiebedürftiger okulärer Hypertension teil, die erst vor kurzer Zeit eine Betablocker-Monotherapie begonnen hatten. Patienten mit ausgeprägtem Glaukomschaden, die eine initiale operative Therapie benötigten, sowie stationäre Patienten waren ausgeschlossen. Alle Teilnehmer wurden 2 Jahre lang beobachtet.

Wenn die initiale Betablocker-Monotherapie versagte, war der folgende sukzessive standardisierte Therapiewechsel vorgesehen:
1. Hinzufügen von 1 oder 2 anderen lokalen Glaukommitteln
2. andere Monotherapie oder Kombinationstherapie aus 2 oder 3 anderen Glaukommitteln (außer Betablocker)
3. Argon-Laser-Trabekuloplastik
4. Glaukomoperation.

Beobachtet wurden (u. a.)
– die Entwicklung des IOD über 2 Jahre
– das Zeitintervall bis zum Ende der Betablocker-Monotherapie
– die durchschnittlichen Gesamtkosten pro Patient und Jahr
– die durchschnittlichen Kosten im Verhältnis zur Anzahl der Therapieänderungen
– die durchschnittlichen Kosten pro Patient und Jahr je nach Diagnose (okuläre Hypertension, primäres Offenwinkel-, Pseudoexfoliations-, Pigmentglaukom)

3.4.1   Ergebnisse für Deutschland, Frankreich und die USA (Kobelt, 1998)

Die Teilnehmer aus Deutschland, Frankreich und den USA sind nur bedingt vergleichbar, was den Schweregrad der Erkrankung und die Verteilung der Diagnose betrifft. Unter den US-Teilnehmern gab es einen höheren Anteil von Patienten mit nur leichtem Gesichtsfelddefekt, aber auch einen nicht näher definierten Anteil von farbigen Patienten. Die französischen und US-amerikanischen Teilnehmer hatten einen weit geringeren Ausgangs-IOD als die deutschen.

Der initiale IOD und die Entwicklung des IOD über 2 Jahre ergibt sich aus der folgenden Tabelle 3.**3**.

Das Zeitintervall bis zum Versagen der Betablocker-Monotherapie (Tabelle 3.**4**, Abb. 3.**5 a – c**) war recht unterschiedlich, was sich zum Teil bereits aus dem Ausgangs-IOD erklärt.

Die durchschnittlichen gesellschaftlichen Gesamt- und Arzneimittel-kosten pro Patient und Jahr enthält Tabelle 3.**5**. Die Zahlen aus den drei Ländern sind nur sehr bedingt vergleichbar (unterschiedliches Patien-tenkollektiv, unterschiedliche Preise usw.).

Die Untersuchung zeigte eindeutig, dass die Therapiekosten mit der Anzahl der Therapieänderungen steigen. Tabelle 3.**6** nennt die durch-schnittlichen Zweijahres-Kosten im Verhältnis zur Anzahl der Therapie-änderungen. Auch hier sind die Zahlen aus den drei Ländern nur bedingt vergleichbar (z. B. in Deutschland Krankenkassen- und in den anderen Ländern Gesamtkosten).

Die durchschnittlichen Jahreskosten pro Patient je nach Diagnose nennt Tabelle 3.**7**.

Tabelle 3.**3**   IOD initial und im Verlauf

Land	IOD zu Beginn	IOD bei der 1. Kontrolle	IOD nach 2 Jahren
Deutschland	31,2	21,8	18,8
Frankreich	23,9	19,8	17,5
USA	25,5	19,4	18,4

Tabelle 3.**4**   Zeitintervall bis zum Versagen der Betablocker-Monotherapie

Land	Anteil der Teilnehmer mit Betablocker-Mono-therapie nach 100 Tagen	Intervall (Tage) bis zum Versagen der Betablocker-Monotherapie bei der Hälfte der Teilnehmer
Deutschland	125/200 (61 %)	etwa 500
Frankreich	175/225 (78 %)	> 730 (am Ende der Studie noch 130/225 Patienten unter Monotherapie)
USA	210/264 (80 %)	etwa 700

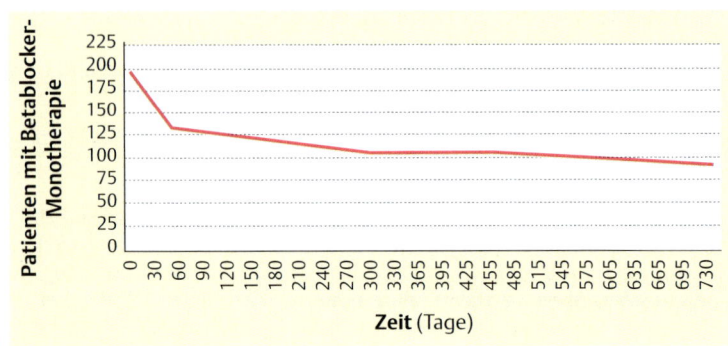

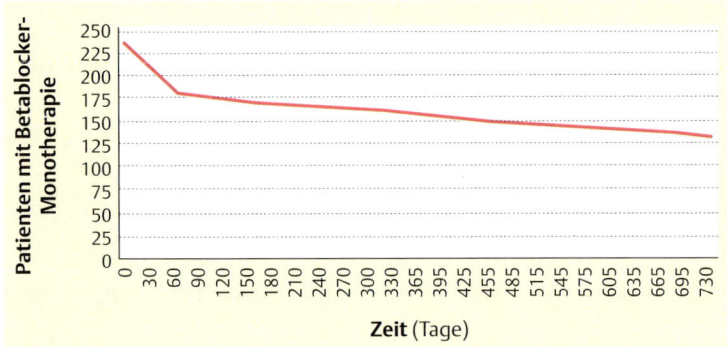

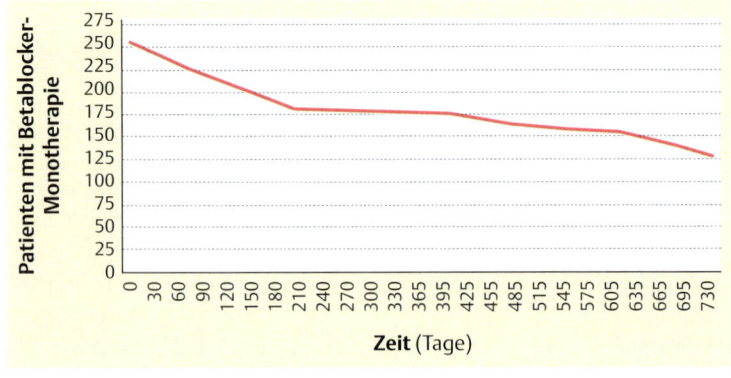

Abb. 3.**5 a – c**   Zeitintervall bis zum Versagen der Betablocker-Monotherapie:
a Deutschland, **b** Frankreich, **c** USA.

Tabelle 3.**5** Durchschnittliche jährliche Gesamt- und Arzneimittelkosten pro Patient

Land	Gesamtkosten pro Patient und Jahr (DM)	Arzneimittelkosten pro Patient und Jahr (DM)
Deutschland	1274 (815*)	345 (219*)
Frankreich	950	260
USA	1950	470

* durchschnittliche jährliche Gesamt- bzw. Arzneimittelkosten *der Krankenkasse* pro Patient

Tabelle 3.**6** Zweijahres-Kosten (DM) im Verhältnis zur Anzahl der Therapieänderungen

	Anzahl der Therapieänderungen				
	0	1	2	3	> 3
Deutschland					
Anteil der Patienten (%)	46	25	14,5	6,5	8
Zweijahres-Kosten* (DM)	509	809	1033	1042	1446
Frankreich					
Anteil der Patienten (%)	58,2	20,5	12,4	2,7	6,2
Zweijahres-Kosten* (DM)	1130	2280	2290	3070	6500
USA					
Anteil der Patienten (%)	53	18	13	7	9
Zweijahres-Kosten* (DM)	1320	1960	2730	3300	4760

* mittlere Zweijahres-Kosten pro Patient (in Deutschland Kosten der Krankenkasse, in Frankreich und in den USA Gesamtkosten)

In einer Regressionsstudie wurden die Faktoren ermittelt, die sich auf die Therapiekosten auswirkten. Für Deutschland ergab sich dieses Bild: Der initiale IOD hatte eine signifikant positive, der IOD-senkende Effekt zu Beginn der Therapie eine signifikant negative Korrelation mit den Behandlungskosten über 2 Jahre. 1 mm Hg mehr im Ausgangs-IOD erhöhte die voraussichtlichen Therapiekosten um 3,6 %. 1 mm Hg mehr im initialen Therapieeffekt verminderte die Gesamtkosten um 4 %. Betrachtete man nur die Medikamentenkosten, erhöhte 1 mm Hg mehr im Aus-

Tabelle 3.**7**   Durchschnittliche Jahreskosten (DM) pro Patient je nach Diagnose

Land	okuläre Hypertension	primäres Offenwinkel-glaukom	Pseudo-exfoliations-glaukom	Pigment-glaukom
Deutschland	etwa 800	etwa 800	etwa 1000	etwa 850
Frankreich	etwa 830	etwa 950	etwa 960	etwa 1300
USA	etwa 1560	etwa 1850	nicht dabei	etwa 2770

gangs-IOD diese um 6,5 % und senkte 1 mm Hg mehr Therapiedifferenz diese um voraussichtlich 7,6 %. Das Ausmaß des Sehnervenschadens zu Beginn (moderat oder schwer) wirkte sich nicht auf die Kosten aus. Ein schwerer Gesichtsfeldverlust zu Beginn erhöhte die Therapiekosten.

Rechnet man die in dieser Studie ermittelten direkten Krankenkassen-Kosten des Glaukoms in Deutschland von 815 DM pro Patient und Jahr auf die behandelten 600.000 Patienten hoch, ergeben sich Aufwendungen von 490 Mill. DM. Würde man die gesellschaftlichen Gesamtkosten in der Studie (1274 DM pro Patient und Jahr) hochrechnen, käme man auf 765 Mill. DM. Bei 30.000 Glaukomerblindeten und einem Blindenpflegegeld von 15.000 DM jährlich kommen weitere 450 Mill. DM an gesellschaftlichen Kosten hinzu. Die Addition ergibt 940 Mill. DM bzw. 1,215 Mrd. DM und zeigt damit eine beträchtliche sozioökonomische Dimension der Erkrankung auf. Da die Studienergebnisse, die dieser Hochrechnung zugrunde liegen, nur auf den von den Patienten beanspruchten Ressourcen und Dienstleistungen beruhen, dürften zusätzliche indirekte und intangible Kosten zu berücksichtigen sein, um die gesamte Kostendimension des Glaukoms zu charakterisieren.

Diese Daten sind interessant und aufschlussreich zugleich, vor allem dann, wenn man sie sieht vor dem Hintergrund der gegenwärtigen Diskussion des Arzneimittelbudgets für augenärztliche Patienten einerseits und des langjährigen Streits um das Screening des Glaukoms andererseits und sollten in die politische Diskussion mit einbezogen werden.

Literatur

Baudouin C, Pisella PJ, Fillacier K, et al. Ocular surface inflammatory changes induced by topical antiglaucoma drugs: human and animal studies. Ophthalmology. 1999;106 : 556 – 63.

Collaborative Normal-Tension Glaucoma Study Group. The effectiveness of intraocular pressure reduction in the treatment of normal-tension glaucoma. Am J Ophthalmol. 1998;126 : 498 – 505.

EGPS-Study-Group. The European Glaucoma Prevention Study. Objectives and methods. Invest Ophthalmol Vis Sci. 1999;40:S566.

Epstein DL, Krug HJ, Hertzmark E, Remis LL, Edelstein DJ. A long-term clinical trial of timolol therapy versus no treatment in the management of glaucoma suspects. Ophthalmology. 1989;96 : 1460 – 7.

Evans DW, Harris A, Cantor LB. Primary open-angle glaucoma patients characterized by ocular vasospasm demonstrate a different ocular vascular response to timolol versus betaxolol. J Ocul Pharmacol Ther. 1999;15 : 479 – 87.

Gordon MO, Kass MA for the Ocular Hypertension Treatment Study Group. The Ocular Hypertension Treatment Study – Design and baseline description of the participants. Arch Ophthalmol. 1999;117 : 573 – 83.

Grehn F. Aktuelle Aspekte der Filtrationschirurgie bei primärem Offenwinkelglaukom. In: Krieglstein GK, ed. Glaukom – eine Standortbestimmung. Heidelberg: Kaden; 1997 : 56 – 9.

Hattenhauer MG, Johnson DH, Ing HH, et al. Probability of filtration surgery in patients with open-angle glaucoma. Arch Ophthalmol. 1999;117 : 1211 – 5.

Hayreh SS, Podhajsky P, Zimmerman MB. Beta-blocker eyedrops and nocturnal arterial hypotension. Am J Ophthalmol. 1999;128 : 301 – 9.

Hitchings RA. Efficacy of glaucoma treatment: the role of trabeculotomy. In: Jönsson B, Krieglstein G, eds. Primary Open-Angle Glaucoma – Differences in International Treatment Patterns and Costs. Oxford: ISIS Medical Media; 1998 : 154 – 62.

Kass A, Gordon MO, Hoff MR, et al. Topical timolol administration reduces the incidence of glaucomatous damage in ocular hypertensive individuals. Arch Ophthalmol. 1989;107 : 1590 – 8.

Kobelt G. Country results. In: Jönsson B, Krieglstein G, eds. Primary Open-Angle Glaucoma – Differences in International Treatment Patterns and Costs. Oxford: ISIS Medical Media; 1998 : 45 – 115.

Leske MC, Heijl A, Hyman L, Bengtsson B. Early Manifest Glaucoma Trial: design and baseline data. Ophthalmology. 1999;106 : 2144 – 53.

Migdal C, Gregory W, Hitchings RA. Long-term functional outcome after early surgery compared with laser and medicine in open-angle glaucoma. Ophthalmology. 1994;101 : 1651 – 6.

Osborne NN, Ugarte M, Chao M, et al. Neuroprotection in relation to retinal ischemia and relevance to glaucoma. Surv Ophthalmol. 1999;43(Suppl 1):S102 – 28.

Rouland J-F, Hågå A, Bengtsson S, Hedman K, Kobelt G. What triggers change of therapy? In: Jönsson B, Krieglstein G, eds. Primary Open-Angle Glaucoma – Differences in International Treatment Patterns and Costs. Oxford: ISIS Medical Media; 1998 : 163 – 9.

Schulzer M, Drance SM, Douglas GR. A comparison of treated and untreated glaucoma suspects. Ophthalmology. 1991;98 : 301 – 7.

Stewart WC. Perspectives in the medical treatment of glaucoma. Curr Opin Ophthalmol. 1999;10 : 99 – 108.

Tatton WG. Apoptotic mechanisms in neurodegeneration: possible relevance to glaucoma. Eur J Ophthalmol. 1999;9(Suppl 1):S22 – 9.

4 Karboanhydrase und ihre Hemmung in der Glaukombehandlung

In der medikamentösen Glaukomtherapie stehen den drei älteren Therapieprinzien, Parasympathomimetika, Adrenergika und Betablocker zur lokalen Anwendung, drei neuere gegenüber, nämlich lokale Karboanhydrase-Hemmer, Prostaglandin-Analoga und Alpha-2-Agonisten. Von diesen „neuen" Therapieprinzipen wurden die lokalen Karboanhydrase-Hemmer zuerst eingeführt. Als erster lokaler Karboanhydrase-Hemmer steht seit 1995 Dorzolamid zur Verfügung. 2000 wurde ein weiterer lokaler Karboanhydrase-Hemmer, Brinzolamid, in die Therapie eingeführt.

Nach nunmehr 5 Jahren Erfahrung mit Dorzolamid und bei jetziger Verfügbarkeit eines weiteren Karboanhydrase-Hemmers erscheint eine genauere Betrachtung, ein Vergleich der Substanzen und eine Einordnung der therapeutischen Möglichkeiten dieser Substanzgruppe überfällig. Das folgende Kapitel widmet sich daher im Besonderen dem Wirkmechanismus der Karboanhydrase-Hemmung und den lokalen Karboanhydrase-Hemmern in deren klinischer Anwendung.

4.1 Karboanhydrase

4.1.1 Physiologische Bedeutung

Neben der Natrium/Kalium-Adenosin-Triphosphatase (Na^+/K^+-ATPase) und dem cAMP ist die Karboanhydrase ein Schlüsselenzym der Kammerwasserproduktion. Dieses Enzym, das nicht nur im Auge, sondern praktisch im gesamten Körper vorkommt, katalysiert die Bildung von Kohlensäure (H_2CO_3) aus Kohlendioxid (CO_2) und Wasser (H_2O) und auch die Dissoziation von H_2CO_3 in Bikarbonat (HCO_3^-) und Wasserstoffionen (H^+). Die Karboanhydrase beschleunigt diese Reaktion bis zu 100.000fach. Ihre Hemmung bewirkt eine Verlangsamung dieser Reaktion:

$$CO_2 + H_2O \Leftrightarrow H_2CO_3 \Leftrightarrow HCO_3^- + H^+$$

Die menschliche Karboanhydrase kommt in mehreren Isoenzymen vor. Für die Kammerwasserproduktion ist vor allem das Isoenzym II (Karboanhydrase II) von Bedeutung. Die Karboanhydrase ist auch an weiteren wichtigen Körpervorgängen beteiligt, u.a. am Transport von CO_2 zur Lunge, an der Salzsäureproduktion im Magen, an der Ausscheidung von H^+ und der Rückgewinnung von Na^+, K^+ und H_2O in den Nieren sowie am Säure-Basen-Gleichgewicht im Blut.

4.1.2 Karboanhydrase und Kammerwasserbildung

Beim Menschen und anderen Spezies wurde die Karboanhydrase u.a. in der Zellmembran und im Zytoplasma der Epithelzellen der Ziliarfortsätze histochemisch nachgewiesen. Sie katalysiert auch dort die Bildung von Kohlensäure, die sofort zu Bikarbonat und Wasserstoffionen dissoziiert.

Bei der Kammerwasserproduktion werden Natrium-Kationen (Na^+) aus dem Blutplasma über die Epithelzellen der Ziliarfortsätze in die Hinterkammer befördert. Diese aktive Sekretion von Na^+ ist, um die elektrische Neutralität zu wahren, eng an die Bildung und gleichzeitige Sekretion von Bikarbonat-Anionen gekoppelt. Durch diese Sekretion von Na^+ und HCO_3^- bzw. $NaHCO_3$ entsteht ein osmotischer Gradient, der durch den Einstrom von Wasser in die Hinterkammer ausgeglichen wird.

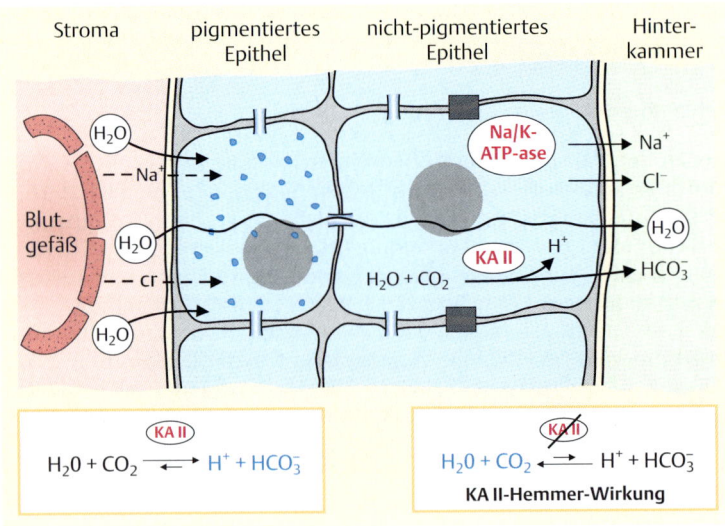

Abb. 4.1 Wirkprinzip der Karboanhydrase-Hemmer (schematisch).

Die aktive Sekretion von Na$^+$ in die Hinterkammer ermöglicht die sogenannte Natriumpumpe. Die Energie für diese aktive Sekretionsleistung wird mit Hilfe der Na$^+$/K$^+$-ATPase aus ATP gewonnen. Die Bereitstellung von Bikarbonat in ausreichender Menge katalysiert die Karboanhydrase (Abb. 4.**1**).

Die Hemmung der Karboanhydrase II in den Ziliarfortsätzen des Auges durch Karboanhydrase-Inhibitoren vermindert die Kammerwassersekretion und senkt auf diese Weise den IOD.

4.2 Systemische Karboanhydrase-Inhibitoren

Karboanhydrase-Inhibitoren werden seit 1954 in der Augenheilkunde angewendet. Die Einführung von Acetazolamid erweiterte die Möglichkeiten der medikamentösen Glaukomtherapie beträchtlich, da zu diesem Zeitpunkt nur Parasympathomimetika und Adrenalin zur Verfügung standen. Acetazolamid muss, um ausreichend wirksam zu sein, aber oral oder intravenös appliziert werden. Bei lokaler Anwendung am Auge erwies es sich als klinisch nicht ausreichend wirksam, da es nicht genügend ins Auge penetriert.

Wegen der außerordentlich hohen Aktivität der Karboanhydrase erzielen Karboanhydrase-Inhibitoren erst dann eine therapeutische Wirkung mit klinisch relevanter Senkung IOD, wenn sie das Enzym zu mehr als 99 % blockieren. Daher müssen systemisch angewandte Karboanhydrase-Inhibitoren recht hoch dosiert werden.

Da sie den IOD in ausreichend hoher Dosierung zuverlässig, schnell einsetzend und ausgeprägt senken, ohne die Pupillenweite und Akkommodation zu beeinträchtigen, hatten systemische Karboanhydrase-Inhibitoren einen bedeutenden Vorteil gegenüber den damaligen lokalen Glaukommedikamenten und wurden in den ersten Jahren – aus heutiger Sicht – eher unkritisch häufig verwendet.

4.2.1 Lokale und systemische Wirkung

In Deutschland stehen die beiden Sulfonamide Acetazolamid und Diclofenamid als systemische Karboanhydrase-Inhibitoren zur Verfügung. Nach Gabe einer ausreichend hohen Dosis hemmt Acetazolamid die Karboanhydrase im Ziliarkörper des Auges annähernd vollständig, die Kammerwasserproduktion geht zurück und der IOD sinkt um 40–60 %. Wegen der ubiquitären Verbreitung der Karboanhydrase im Körper können systemische Karboanhydrase-Inhibitoren allerdings erhebliche unerwünschte Wirkungen haben, die ihre Verwendung heute einschränken (siehe 4.2.3).

4.2.2 Heutige Indikationen von Acetazolamid

Die Anwendung von Acetazolamid ist heute auf Situationen beschränkt, in denen die Therapie mit lokalen Glaukommedikamenten nicht adäquat ist (Tabelle 4.1). Acetazolamid ist Mittel der Wahl beim Glaukomanfall nach Winkelblock. Durch die Gabe von 500 mg Acetazolamid i. v. sinken die Kammerwasserproduktion und der Druck in der Hinterkammer, wodurch sich der Kammerwinkel wieder öffnen kann. Auch beim ziliolentikulären Block gehören Acetazolamid plus Zykloplegie zu den Sofortmaßnahmen.

Zur Behandlung eines Offenwinkelglaukoms sollte Acetazolamid nur noch verwendet werden, wenn eine Lokaltherapie unverträglich oder unwirksam ist. Wenn alle Möglichkeiten der Lokaltherapie ausgeschöpft sind und der IOD nicht genügend gesenkt werden konnte und weiter konservativ behandelt werden soll, kann Acetazolamid in Monotherapie eingesetzt und auch mit allen Lokaltherapeutika außer lokalen Karboanhydrase-Inhibitoren kombiniert werden, da eine additive Wirkung besteht. Die Kombination von Acetazolamid mit topischen Karboanhydrase-Inhibitoren wird wegen desselben Wirkmechanismus nicht befürwortet.

Wenn der Kammerwasserabfluss bei Sekundärglaukomen durch eine Verletzung, Entzündung, Verlegung oder Missbildung der Abflusswege gestört und medikamentös nicht zu beeinflussen ist, bewirkt die Drosselung der Kammerwasserproduktion durch Acetazolamid oft noch eine IOD-Senkung. Auch hier ist zuvor der eventuelle Nutzen der topischen Karboanhydrase-Inhibitoren zu überprüfen. Die Tabelle 4.1 nennt die heutigen Indikationen von Acetazolamid.

In Abschnitt 4.4 wird die Wirkstärke von systemisch und lokal applizierten Karboanhydrase-Inhibitoren verglichen und die Möglichkeit der Umstellung von systemischer auf lokale Therapie diskutiert.

Tabelle 4.1   Indikationen von Acetazolamid

- Glaukomanfall (Winkelblock, ziliolentikulärer Block)
- unwirksame oder unverträgliche Lokaltherapie
- Zusatztherapie zu lokalen Glaukommedikamenten (siehe Text)
- Sekundärglaukom (Trauma, Entzündung, Neovaskularisation)
- präoperativ bis zur Glaukomoperation
- postoperativ nach Kataraktoperation

4.2.3 Nebenwirkungen

Unerwünschte Wirkungen an den Augen sind nicht das Problem der systemischen Karboanhydrase-Inhibitoren. In diesem Zusammenhang ist nur die seltene reversible Myopie in einem Ausmaß von 1–8 Dioptrien zu nennen. Sie setzt Stunden bis Tage nach Beginn der Therapie ein und bildet sich nach Absetzen des Medikaments innerhalb von 2 Tagen vollständig zurück.

Limitiert wird die Anwendung der systemischen Karboanhydrase-Inhibitoren durch erhebliche systemische Nebenwirkungen, wie z.B. allgemeines Unwohlsein, Gewichtsverlust, Diurese, Parästhesien, Nierensteine (11-mal häufiger als bei Nichtbehandelten) und Nierenkoliken, Hypokaliämie (Vorsicht bei gleichzeitiger Digitalisanwendung!), Ateminsuffizienz, Verschlimmerung von Lebererkrankungen und Blutbildveränderungen, die sogar zum Tod führen können.

Bei den hämatologischen Reaktionen in Form von aplastischen Anämien, Agranulozytose und Thrombozytopenie, die bevorzugt im ersten halben Jahr der Anwendung auftreten, handelt es sich in etwa zwei Drittel der Fälle um dosisabhängige und in etwa einem Drittel der Fälle um nicht dosisabhängige, allergische Reaktionen, die nur zum Teil rückbildungsfähig sind. Daher ließen sich diese schwerwiegenden Nebenwirkungen auch durch eine engmaschige Blutbildkontrolle nicht in allen Fällen beherrschen. Bei Anwendung lokaler Karboanhydrase-Inhibitoren wurden diese schwerwiegenden Nebenwirkungen bisher nicht beobachtet, können aber, da es sich bei den lokalen Karboanhydrase-Inhibitoren ebenfalls um Sulfonamide handelt, nicht vollständig ausgeschlossen werden (siehe S. 98).

Von Bedeutung für die Praxis ist, dass die unerwünschten Wirkungen von Acetazolamid (z.B. Übelkeit, Kaliumverlust, Nierensteine) in den ersten Tagen bis Monaten der Anwendung häufiger auftreten als im späteren Verlauf. Man kann die unangenehmen Begleiterscheinungen der Therapie oft dadurch umgehen, dass man die Acetazolamid-Dosis initial langsam steigert. Wird Acetazolamid in der Anfangszeit gut vertragen und treten innerhalb des ersten Jahres keine ernsthaften Komplikationen auf, erscheint eine langfristige Therapie vertretbar.

Bestimmte Nebenwirkungen von Acetazolamid können u.U. therapeutisch nützlich sein: Die durch Acetazolamid induzierte Azidose mit erhöhter CO_2-Konzentration im Blut kann durch die vasodilatatorische Wirkung von CO_2 zu einer Verbesserung der Netzhaut- und Aderhautdurchblutung und damit zu einer Gesichtsfeldverbesserung führen. Die hämodynamische Wirkung der systemischen und topischen Karboanhydrase-Inhibitoren wird in Abschnitt 4.5 näher diskutiert.

4.2.4 Kontraindikationen

Kontraindiziert ist Acetazolamid u. a. bei bekannter Sulfonamid-Allergie, Hyponatriämie, Hypokaliämie, terminaler Niereninsuffizienz, fortgeschrittenen Leberschäden, Ateminsuffizienz und in der Schwangerschaft.

4.3   Lokale Karboanhydrase-Inhibitoren

Wegen der systemischen Nebenwirkungen der oral bzw. intravenös verabreichten Karboanhydrase-Inhibitoren lag die Idee nahe, diese Medikamente lokal am Auge zu applizieren, um die systemischen Nebenwirkungen zu umgehen. Die systemisch angewandten Substanzen wurden daher schon in den 50er Jahren auf ihre Eignung als Augentropfen untersucht, erwiesen sich aber als unwirksam. Die Penetrationsfähigkeit von Acetazolamid durch die Hornhaut war zu gering, um am Ziliarkörper eine ausreichende Hemmkonzentration zu erreichen. Erst Dorzolamid (und eine Reihe weiterer Sulfonamide mit ähnlicher Struktur) hatte Eigenschaften, die eine lokale Karboanhydrase-Hemmung ermöglichten. Zunächst wurde 1995 der Wirkstoff Dorzolamid in Deutschland eingeführt. Brinzolamid, das 2000 eingeführt wurde, ist ein neuer, strukturell etwas unterschiedlicher lokaler Karboanhydrase-Inhibitor.

Dorzolamid und Brinzolamid sind Sulfonamide. Der Ampholytcharakter dieser Substanzen, die sowohl wasserlöslich als auch fettlöslich sind und sowohl saure als auch basische Strukturelemente in ihren Molekülen vereinen, ist die Grundvoraussetzung für die gute Korneapenetration der Substanzen.

Dorzolamid-Augentropfen liegen als 2 %ige Lösung, Brinzolamid-Augentropfen als 1 %ige Suspension vor. Der pH-Wert der Dorzolamid-Augentropfen liegt mit 5,6 zwei Einheiten unter dem physiologischen pH der Tränenflüssigkeit. In einer Suspensionsgalenik sind Brinzolamid-Augentropfen auf einen pH-Wert von 7,5 im physiologischen Bereich der Tränenflüssigkeit eingestellt.

Exkurs: Medikamentenapplikation am Auge

Wegen seiner guten Zugänglichkeit bietet sich die lokale Applikation von Medikamenten am Auge an. Die Vorteile liegen in der gezielten Anwendung am Erfolgsorgan, der geringeren Substanzmenge und der damit reduzierten Toxizität. Aus den physiologischen Gegebenheiten des Auges leiten sich besondere Forderungen an lokal applizierte Glaukommedikamente ab. Voraussetzung für die Senkung des IOD ist, dass der Wirkstoff die Orte der Kammerwasserproduktion und/oder des Kammerwasserabflusses erreicht. Da mehrere Mechanismen die Penetration ins Auge beeinträchtigen, gelangt nur ein kleiner Teil der direkt am Auge gegebenen Medikamente in das Augeninnere.

Das **Fassungsvermögen des unteren Bindehautsacks** ist einer der limitierenden Faktoren: Nach Ektropionieren des Unterlids beträgt es etwa 25 µl. Von 25 µl Augentropfen, die langsam in den Bindehautsack instilliert werden können, mischen sich aber nur 3 – 10 µl mit dem präkornealen Tränenfilm. Ist der Tropfen größer als das Fassungsvermögen, läuft der Überschuss über Lidkante und Wange ab.

Der **präkorneale Tränenfilm** besteht aus einer oberflächlichen Lipidphase (Meibomsche Drüsen), einer mittleren wässrigen Phase (Tränendrüse) und einer der Hornhaut aufliegenden Mucinphase (Becherzellen). Diese Schichten schützen das Auge vor Fremdkörpern und Austrocknung. Die mittlere Tränensekretion beträgt ca. 1,2 µl/min.

Eine Reizung des Auges führt zu einer **reflektorischen Tränensekretion** mit Vermehrung der wässrigen Phase des Tränenfilms. Auch Augentropfen können eine reflektorische Tränensekretion auslösen. Sie ist abhängig vom Volumen, von der Osmolalität, dem pH-Wert und von chemischen Eigenschaften der Inhaltsstoffe und kann 300 – 400 µl/min betragen. Wegen dieses Effekts kann eine als Tropfen in den Bindehautsack gegebene Substanz innerhalb von 5 Minuten auf etwa 1 % der Anfangsmenge reduziert sein.

Der **Blinzelreflex** bewirkt eine weitere Verminderung der applizierten Substanz. Während die Blinzelfrequenz unter normalen Bedingungen etwa 16/min beträgt, kann sie bei Fremdkörperkontakt oder nach Applikation von Augentropfen viel höher sein. Durch jedes Blinzeln werden etwa 2 µl der Augentropfen aus dem Bindehautsack entfernt. Die reflektorische Tränensekretion und der Blinzelreflex beseitigen also einen großen Teil des Tropfens aus dem Bindehautsack.

Auch die **Absorption in die umgebenden Gewebe** und die **Bindung an die Proteine der Tränenflüssigkeit** führen zu einem Abfall der Wirkstoffkonzentration.

Lokal applizierte Substanzen gelangen meistens via **passive Diffusion durch die Hornhaut** in das Auge. Voraussetzung zur Überwindung der Hornhaut, eines fünfschichtigen Gewebes (mehrreihiges Epithel, Bowman Membran, Hornhautstroma, Descemet Membran, einreihiges Endothel), ist eine ausgewogene Wasser- und Fettlöslichkeit (Ampholytcharakter) der applizierten Substanz. Die meisten Glaukommedikamente sind bei physiologischem pH eher hydrophil, so dass das lipophile Hornhautepithel die größte Barriere darstellt. Das Hornhautstroma lässt Moleküle bis zu einem Molekulargewicht von 500.000 durch und ist für Medikamente ein geringes Hindernis. Das Endothel ist 200mal leichter penetrierbar als das Epithel.

Im Auge verteilt sich der Wirkstoff im Kammerwasser. Die Kammerwasserproduktion beträgt 2 – 4 µl/min. Bei einem Volumen von 250 µl in der Vorderkammer und 50 µl in der Hinterkammer wird das Kammerwasser also innerhalb von 1 – 2 Stunden vollständig erneuert. Allein dadurch ist es ständig in Bewegung und Umverteilung. Durch den Temperaturunterschied zwischen Iris und Hornhaut entsteht außerdem die bekannte konvektionsbedingte Kammerwasserströmung.

Ins Auge penetrierte **Medikamente verlassen das Auge** größtenteils mit dem Kammerwasser, gelangen in den Blutstrom und werden dort oder in der Leber inaktiviert und über den Urin ausgeschieden. Zum Teil werden die Substanzen auch direkt im Auge metabolisiert.

4.3.1 Dorzolamid

Dorzolamid ist eines von mehreren Thieno-thiopyran-2-Sulfonamiden, die als lokale Karboanhydrase-Inhibitoren untersucht wurden. Die übrigen Wirkstoffe wurden nicht zur Zulassung gebracht. Dorzolamid zeichnete sich durch einen ausgeprägteren Ampholytcharakter, eine höhere In-vitro-Aktivität und -Selektivität gegenüber Karboanhydrase II und im Tierversuch mit Kaninchen und Affen durch eine stärkere Augendrucksenkung als die Vergleichssubstanzen (u. a. Sezolamid) aus.

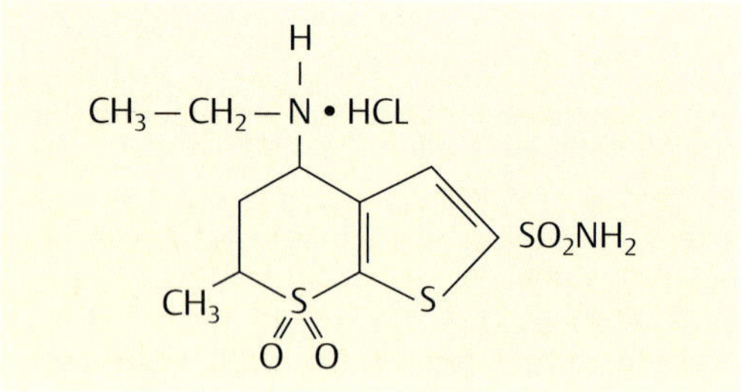

Abb. 4.**2**   Strukturformel Dorzolamid.

a) Wirksamkeit der Monotherapie

Zur Dosisfindung erhielten 332 Patienten mit Glaukom oder okulärer Hypertension 6 Wochen lang 2 × täglich Augentropfen mit Dorzolamid 0,2 %, 0,7 % oder 2 %. Die 0,2 %ige Lösung erwies sich dabei nur als schwach, die beiden höheren Dosierungen als ähnlich stark wirksam (Lippa et al., 1993). Die 3 %ige Dorzolamid-Lösung hatte sich bereits in einer früheren Studie als weniger effektiv als die 2 %ige erwiesen (McMahon und Laibovitz, 1991).

Der maximale Effekt von Dorzolamid wurde etwa 2 Stunden nach dem Eintropfen erreicht. Zu diesem Zeitpunkt liegt auch die Spitzenkonzentration im Kammerwasser vor (Schmitz et al., 1999). Die Ergebnisse verschiedener Studien sprachen für eine bessere Wirksamkeit bei dreimal täglicher Gabe. Daher wurde Dorzolamid 2 % 3 × täglich als Standard-Dosierungsschema empfohlen.

Die mittelfristige Wirksamkeit von Dorzolamid-Augentropfen wurde in einer vierwöchigen, plazebokontrollierten Studie untersucht. Patienten mit einem IOD ≥ 23 mm Hg, die Dorzolamid 2 % 3 × täglich tropften, zeigten nach 8, 22 und 29 Tagen eine mittlere IOD-Reduktion um 4,7, 3,5 und 4,2 mm Hg. Die Wirkung blieb im gesamten Beobachtungszeitraum erhalten (Cyrlin et al., 1991). In einer einjährigen doppelblinden Vergleichsstudie zwischen Dorzolamid 2 % 3 × täglich sowie Timolol 0,5 % und Betaxolol 0,5 %, beide 2 × täglich, war Dorzolamid mit einer mittleren IOD-Senkung von 22,9 % etwas wirksamer als Betaxolol mit 20,8 % und etwas weniger wirksam als Timolol mit 25,3 % (Strahlman et al., 1995). Auch weitere Studien ließen kein Escape-Phänomen der Dorzolamid-Wirkung erkennen.

Ein erhöhter IOD lässt sich durch Dorzolamid-Monotherapie um etwa 20 – 25 % des Ausgangswertes senken.

b) Wirksamkeitsvergleich mit anderen Glaukommitteln

Die Wirksamkeit von Dorzolamid 2 % wurde und wird in einer größeren Zahl von Studien mit anderen Glaukommitteln verglichen. Zum Wirksamkeitsvergleich mit Brinzolamid siehe Abschnitt 4.3.3 c). Der Vergleich mit Brimonidin 0,2 % (beide 3 × täglich) an 40 Patienten mit primärem Offenwinkelglaukom oder okulärer Hypertension im Crossover über jeweils 6 Wochen zeigt eine ausgeglichene Effektivität im Wirkungsmaximum nach Tropfengabe bzw. im Wirkungsminimum kurz vor der nächsten Tropfengabe (Stewart et al., 2000). Der Monotherapie-Vergleich zwischen Latanoprost 0,5 % (1 × täglich) und Dorzolamid 2 % (3 × täglich) zeigte eine stärkere IOD-senkende Wirkung von Latanoprost im Wirkungsmaximum nach Tropfengabe, im Wirkungsminimum kurz vor der nächsten Tropfengabe und bei zirkadianer Messung (O'Donoghue, 2000; Orzalesi et al., 2000).

c) Wirksamkeit der Kombinationstherapie

Da Karboanhydrase-Hemmer den IOD durch Reduktion der Kammerwasserbildung senken, ist von einer Kombination mit anderen Glaukommedikamenten mit anderem Wirkmechanismus eine additive Wirkung zu erwarten.

In einer einwöchigen, plazebokontrollierten Studie ergab die Kombination von Dorzolamid mit dem Betablocker Timolol 0,5 % einen zusätzlichen IOD-senkenden Effekt für Dorzolamid zwischen 13 und 21 % (Nardin et al., 1991). Auch bei Patienten mit Pseudoexfoliationsglaukom oder okulärer Hypertension bewirkte die zusätzliche Gabe von Dorzolamid zu Timolol 0,5 % 2 × täglich eine zusätzliche IOD-Senkung um 14 – 15 % (Heijl et al., 1997)

An 304 Patienten mit Offenwinkelglaukom oder okulärer Hypertension wurde eine Dorzolamid-Monotherapie bzw. eine Kombination von Dorzolamid mit Timolol und/oder Pilocarpin untersucht. 53,9 % der Teilnehmer konnten Dorzolamid 2 Jahre lang als Monotherapie anwenden. 46,1 % benötigten eine zusätzliche Therapie. Bei den meisten Patienten wurde der zusätzliche Therapiebedarf innerhalb der ersten 6 Monate deutlich. Die mittlere Reduktion des IOD im Wirkmaximum nach Tropfengabe betrug 22,8 % bei Dorzolamid-Monotherapie und 31,2 – 36 % bei Kombinationstherapie (Adamson, 1998).

In einer doppelblinden, randomisierten, verumkontrollierten Studie an 253 Patienten, deren IOD sich mit Timolol allein nicht genügend senken ließ, wurde die fixe Kombination von Dorzolamid und Timolol mit den einzelnen Kombinationspartnern verglichen. Der IOD wurde nach 2 Wochen sowie nach 1, 2 und 3 Monaten jeweils zum Zeitpunkt des Tropfens und 2 Stunden danach gemessen. Die Kombination war bei fast allen Messungen statistisch signifikant wirksamer als die Monotherapie (Clineschmidt, 1998). Eine weitere Studie an 335 Patienten mit Offenwinkelglaukom oder okulärer Hypertension bestätigte dies. Die Kombination senkte die IOD-Werte um zusätzliche 5,2 % unmittelbar vor der nächsten Tropfengabe und um 10,1 % im Wirkungsmaximum nach Tropfengabe im Vergleich zur Timolol-Monotherapie (Boyle et al., 1999).

Die Gabe von Dorzolamid zusätzlich zu Timolol und grundsätzlich auch zu anderen lokalen Glaukommitteln hat einen zusätzlichen IOD-senkenden Effekt in der Größenordnung von etwa 10 – 15 %.

d) Anwendung bei Kindern

Sechs Kinder mit länger bestehendem Glaukom, die eine Therapie mit Acetazolamid durchführten, wurden auf Dorzolamid-Augentropfen umgestellt. Dies gelang bei allen sechs Patienten dieser Untersuchung (Rehurek und Vancurova, 1998). In einer weiteren Studie an 11 pädiatrischen Glaukompatienten (11 Augen) im mittleren Altern von 7,4 Jahren mit einem durchschnittlichen IOD von 27,8 mm Hg ohne Therapie mit einem Karboanhydrase-Inhibitor ging der mittlere Druck unter oraler Karboanhydrase-Inhibitor-Therapie auf 18,5 mm Hg (um 37,5%) und unter Dorzolamid auf 22,2 mm Hg (um 27,4%) zurück. Die Umstellung von oraler auf lokale Karboanhydrase-Inhibitor-Therapie führte zu einem mittleren IOD-Anstieg um 3,7 mm Hg (20,2%). Fünf Augen konnten mit einer Kombination aus Dorzolamid und Timolol behandelt werden, fünf benötigten eine zusätzliche Therapie, und ein Patient wurde erneut auf Acetazolamid eingestellt. Die lokale Anwendung war damit effektiv, aber weniger effektiv als die Gabe oraler Karboanhydrase-Inhibitoren (Portellos et al., 1998).

e) Verträglichkeit und Sicherheit

Unter der Therapie mit Dorzolamid 2% über 1 Jahr wurden die folgenden Nebenwirkungen beschrieben: Brennen oder Fremdkörpergefühl im Auge (12%), Tränen oder Verschwommensehen (9%) sowie stechendes Gefühl („stinging") (7%) (Strahlman et al., 1995). Der relativ niedrige pH-Wert der Dorzolamid-Präparation ist vermutlich für diese unerwünschten Wirkungen am Auge verantwortlich. Glaukompatienten gaben die genannten Irritationen am Auge seltener an als gesunde Probanden.

Etwa ein Viertel der Anwender von Dorzolamid-Augentropfen bemerkt – vor allem beim Genuss von kohlensäurehaltigen Getränken – einen bitteren oder metallischen Geschmack. Die Karboanhydrase in den Geschmackspapillen wird durch den über die Tränenwege ablaufenden und verschluckten Anteil der Augentropfen gehemmt, so dass der Betroffene das sonst schnell in Wasser und Kohlendioxid gespaltene Bikarbonat schmecken kann. Die Patienten sollten über diesen Zusammenhang informiert werden.

Sulfonamide führen vor allem bei lokaler Anwendung zu einer allergischen Sensibilisierung. Bei 313 Glaukompatienten, die ein Jahr lang mit Dorzolamid 2% 3 × täglich behandelt worden waren, traten in 4% der Fälle allergische Reaktionen am Augenlid oder an der Konjunktiva auf (Strahlman et al., 1995).

Die Karboanhydrase hat auch in der Hornhaut eine wichtige Pump-funktion dahingehend, dass sie die Hornhaut wasserarm und damit transparent hält. Die Hemmung der Karboanhydrase könnte daher zu einer Flüssigkeitsanlagerung in die Hornhaut führen, dies spielt aber klinisch auch nach 4-wöchiger Behandlung mit Dorzolamid keine Rolle (Wilkerson et al., 1993). In einer Studie an 20 Patienten mit Offenwinkelglaukom oder okulärer Hypertension, die zuvor noch keine systemischen Karboanhydrase-Inhibitoren erhalten hatten, wurde Dorzolamid 3 × täglich in Monotherapie oder 2 × täglich in Kombination mit anderen Glaukommitteln angewandt. Ultraschallmessungen der Korneadicke, Zellzählungen des Korneaendothels sowie eine Aesthesiometrie der kornealen Empfindlichkeit wurden vor Beginn der Studie sowie an den Tagen 1, 8, 15, 30, 60 und 90 durchgeführt. Die mittlere Korneadicke war nur an Tag 1 statistisch insignifikant erhöht und an allen übrigen Tage im Normalbereich. Auch die übrigen Messungen fielen normal aus (Kaminski et al., 1998)

Die systemischen Nebenwirkungen der systemischen Karboanhydrase-Inhibitoren bleiben unter Dorzolamid weitgehend aus. Eine Förderung der Nierensteinbildung ist unwahrscheinlich. Die einjährige Anwendung von Dorzolamid führte nicht zu klinisch relevanten Veränderungen von Laborwerten.

Bei zweijähriger Dorzolamid-Anwendung in Mono- oder Kombinationstherapie an 304 Patienten mit Offenwinkelglaukom oder okulärer Hypertension traten Nebenwirkungen (vor allem Konjunktivitis, Brennen/Stechen am Auge und Augenlidödem) häufiger im ersten (29,7 %) als auch im zweiten Jahr (13,8 %) auf (Adamson, 1998).

Bei 253 Patienten, die eine fixe Kombination von Dorzolamid und Timolol oder die einzelnen Kombinationspartner verwendeten, war die Zahl der Patienten mit lokalen Nebenwirkungen (vor allem Augenbrennen und -stechen) unter der Kombination (45 %) und unter Dorzolamid (45 %) häufiger als unter Timolol allein (27 %) (Clineschmidt, 1998).

Die schwerwiegenden hämatologischen Nebenwirkung der systemischen Karboanhydrase-Inhibitoren wie aplastische Anämie, Agranulozytose und Thrombozytopenie, die tödlich verlaufen können, sind grundsätzlich auch unter lokalen Karboanhydrase-Inhibitoren möglich. Doch schon das Beispiel von Chloramphenicol, dessen systemische Anwendung bei 1 von 40.000 Anwendungen eine schwere Agranulozytose auslöst, hat gezeigt, dass die topische Anwendung ein weit geringeres Risiko (weit unter 1 : 1.000.000) hat. Im Falle der systemischen und topischen Karboanhydrase-Inhibitoren ist ein ähnliches Risikoverhältnis zu erwarten. Die schweren hämatologischen Nebenwirkungen wurden bisher unter lokaler Anwendung noch nicht beobachtet.

Da ein Teil der hämatologischen Reaktionen jedoch dosisunabhängig auftritt, sind sie grundsätzlich auch bei geringer Konzentration unter lokaler Therapie möglich. Diese Nebenwirkungen treten zumeist innerhalb der ersten 6 Anwendungsmonate auf. Da etwa ein Drittel der Fälle irreversibel ist, würde auch ein stringentes hämatologisches Monitoring nicht alle Fälle verhindern können. Für die Praxis empfehle ich, alle Patienten, die Dorzolamid oder Brinzolamid erhalten, regelmäßig nach ungewöhnlich häufigen Infektionen (mögliches Anzeichen für Agranulozytose), erhöhter Blutungsneigung (Thrombopenie) oder Müdigkeit (Anämie) zu fragen. Dieses wenig aufwendige Monitoring wird der potenziellen Toxizität der lokalen Karboanhydrase-Inhibitoren gerecht. Wenn die Anwender solche Symptome berichten, soll die Therapie mit Karboanhydrase-Inhibitoren sofort abgebrochen werden.

f) Kontraindikationen

Dorzolamid-Augentropfen sind bei Patienten mit bekannter Überempfindlichkeit gegenüber Dorzolamid und anderen Sulfonamiden und den Hilfsstoffen der Tropflösung kontraindiziert, außerdem bei Patienten mit fortgeschrittener Niereninsuffizienz, Azidose, schweren Leberschäden, Elektrolytentgleisungen und fortgeschrittener respiratorischer Insuffizienz.

g) Wechselwirkungen

Die schon bei systemischer Gabe von Karboanhydrase-Inhibitoren seltenen Arzneimittelinteraktionen (Wirkungsverstärkung von Diuretika mit starken Kaliumverlusten und entsprechender Erhöhung der Digitalis-Toxizität, Abschwächung der Wirkung von oralen Antidiabetika, harnsäuresenkenden Medikamenten und Cholinesterase-Hemmern, verstärkte Toxizität von Salizylaten, verstärkte neuro- und kardiotoxische Wirkung von Lithium) sind bei lokaler Anwendung wahrscheinlich noch weit seltener und wurden bisher nicht beobachtet.

Mit Dorzolamid erlangten die Karboanhydrase-Inhibitoren eine wichtige Rolle in der Therapie der meisten Glaukomformen. Topische Karboanhydrase-Hemmer sind von besonderem Interesse für Patienten mit Kontraindikationen für Betablocker (z. B. Asthma, AV-Block, niedriger Blutdruck) oder für Patienten, welche die Miosis und den Akkomodationskrampf unter Pilocarpin nicht tolerieren. Die systemischen Nebenwirkungen von Dorzolamid sind weit geringer als die von Acetazolamid, bzw. fehlen gänzlich.

4.3.3 Brinzolamid

Brinzolamid ist ein weiterer topischer Karboanhydrase-Inhibitor. Seiner chemischen Struktur nach ebenfalls ein Sulfonamid (Thieno-thiazin-6-Sulfonamid), hat Brinzolamid eine hohe selektive Affinität zur Karboanhydrase II und senkt in einer Konzentration von 1 % den erhöhten IOD bei okulärer Hypertension und primärem Offenwinkelglaukom in ähnlichem Ausmaß wie Dorzolamid.

Brinzolamid-Augentropfen liegen mit einem pH von 7,5 im physiologischen Bereich der Tränenflüssigkeit und sind deshalb lokal gut verträglich. Die Brinzolamid-Suspension ist außerdem isoosmolal. Ihre längere Verweildauer im Bindehautsack kann die Sehschärfe etwas einschränken.

a) Pharmakokinetik

Nach lokaler Gabe am Auge gelangt Brinzolamid in den Blutkreislauf. Die Plasmakonzentrationen von topisch appliziertem Brinzolamid und seinem Metaboliten N-desethyl-Brinzolamid sind jedoch sehr niedrig (im Allgemeinen < 7,5 ng/ml). Wegen seiner Affinität zu Karboanhydrase II verteilt es sich vor allem in Erythrozyten und hat allerdings eine lange Halbwertszeit im Vollblut. Im Steady state, das sich bei topischer Anwendung von Brinzolamid 1 % innerhalb von 12 – 18 Monaten einstellte, lag die Hemmung der Erythrozyten-Karboanhydrase zwischen 40 und 70 % (Angabe des Herstellers).

Brinzolamid hat im Auge eine lange Gewebehalbwertszeit, speziell in Iris und Ziliarkörper. Klinische Studien zeigten, dass die zweimal tägliche Gabe von Brinzolamid bei einem relativ hohen Anteil der Patienten eine ebenso starke IOD-Senkung ergab wie die dreimal tägliche Gabe des Wirkstoffs (DeSantis, 2000).

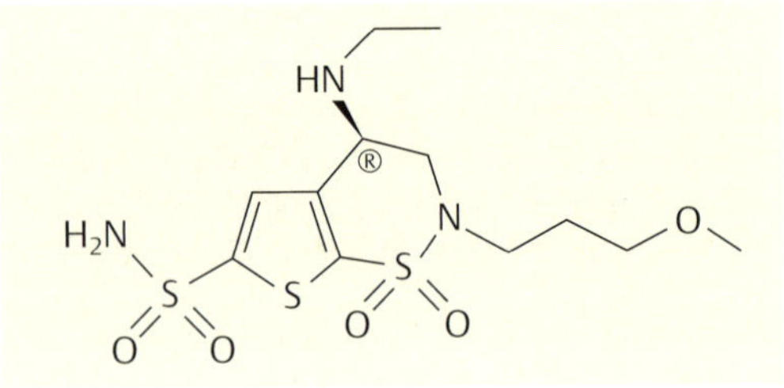

Abb. 4.**3**   Strukturformel Brinzolamid.

Brinzolamid wird zu etwa 60 % als unveränderter Wirkstoff, zu 6 % als N-desethyl-Brinzolamid und in Spuren von anderen Metaboliten über die Nieren ausgeschieden (Angabe des Herstellers).

b) Wirksamkeit der Monotherapie

Zur Dosisfindung wurde eine doppelblinde, randomisierte, plazebokontrollierte Multizenterstudie an 157 Patienten mit primärem Offenwinkelglaukom oder okulärer Hypertension durchgeführt. Sie erhielten zwei Wochen lang eine 0,3-, 1-, 2- oder 3 %ige Brinzolamid-Suspension 2 x täglich. Der IOD wurde an Tag 8 und 15 morgens um 8 Uhr und dann jeweils 2, 4, 8 und 12 Stunden nach der Anwendung gemessen. Die Messwerte wurden mit den IOD-Werten therapiefreier Tage verglichen. Alle vier Dosierungen senkten den IOD signifikant stärker als Plazebo. Die optimal effektive Dosis war Brinzolamid 1 % 2 × täglich, das eine mittlere IOD-Senkung von 4,3 mm Hg bzw. 16,1 % hervorrief. Die Ergebnisse mit 2- bzw. 3 %iger Brinzolamid-Suspension (IOD-Senkungen um 16,1 % bzw. 15,4 %) waren nicht signifikant verschieden. Die IOD-Reduktion der 0,3 %igen Brinzolamid-Suspension war mit 11,3 % signifikant geringer (Silver, 2000 b).

Brinzolamid 1 % wurde daraufhin (im Vergleich mit Dorzolamid 2 %, siehe unten) in einer doppelblinden, randomisierten, plazebokontrollierten prospektiven Parallelstudie an 463 Patienten mit Offenwinkelglaukom (inklusive Pseudoexfoliations-und Pigmentglaukom) oder okulärer Hypertension als Primärtherapie untersucht. In dreimonatiger Anwendung wurde die Wirksamkeit der täglichen Zweimal- und Dreimalgabe von Brinzolamid untereinander sowie mit Plazebo und Dorzolamid verglichen. Die IOD-Senkung wurde zum Zeitpunkt des Wirkungsmaximums und des Wirkungsminimums unmittelbar vor der nächsten Tropfengabe bestimmt: Brinzolamid 1 % 2 × bzw. 3 × täglich führte zu klinisch und statistisch gleichwertigen IOD-Senkungen um 16,6 – 19,1 % bei Dreimalgabe bzw. 13,2 – 16,7 % bei Zweimalgabe (Sall, 2000) (Abb. 4.**4 a**, **b**).

Die Langzeitwirksamkeit und -verträglichkeit von Brinzolamid 1 % (2 × bzw. 3 × täglich) wurde in einer doppelblinden, randomisierten Multizenterstudie an 303 Patienten mit primärem Offenwinkelglaukom oder okulärer Hypertension geprüft, die 18 Monate lang behandelt wurden. Eine Subgruppe von 75 Patienten erhielt Timolol 0,5 % 2 × täglich. Der IOD wurde alle 3 Monate morgens um 8 Uhr gemessen. Alle drei Therapieregime bewirkten eine klinisch relevante und statistisch signifikante IOD-Senkung im Vergleich zum Ausgangswert. Die mittleren Senkungen am Ende des Dosisintervalls lagen unter Brinzolamid 1 % 2 ×

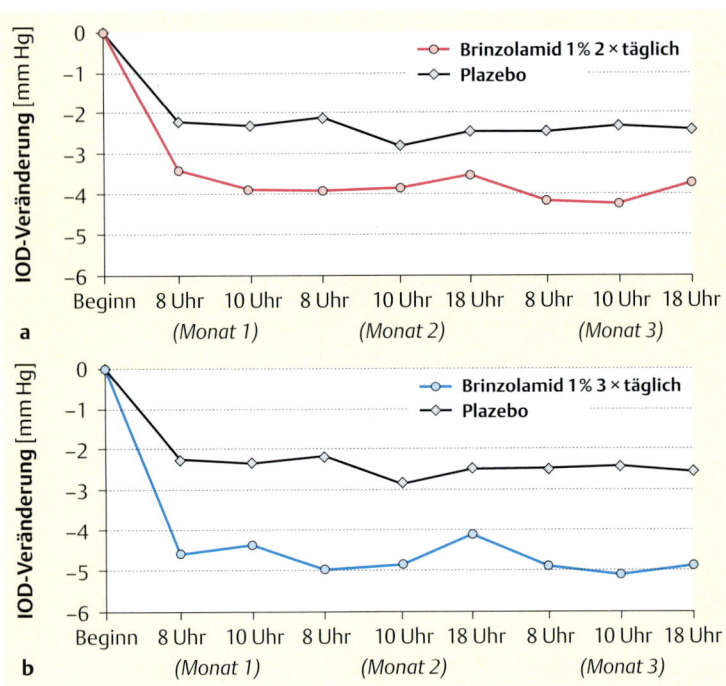

Abb. 4.**4 a, b**   IOD-Senkung durch Brinzolamid **a** 2 × oder **b** 3 × täglich im Plazebovergleich.

täglich zwischen 2,7 und 3,9 mm Hg, bei Brinzolamid 1 % 3 × täglich zwischen 2,8 und 3,8 mm Hg sowie unter Timolol 0,5 % 2 × täglich zwischen 4,7 und 5,6 mm Hg. Die Ergebnisse dieser Studie sprechen für eine anhaltende Wirkung von Brinzolamid im Beobachtungszeitraum (March und Ochsner, 2000).

c) Wirksamkeit der Monotherapie im Vergleich mit Dorzolamid

In einer randomisierten, doppelblinden, plazebokontrollierten Studie wurde die Kammerwasserproduktion von 25 *gesunden Probanden* untersucht, die entweder Brinzolamid-Augentropfen 1 %, Dorzolamid-Augentropfen 2 % oder Plazebo erhielten. Mit Hilfe der Fluorophotometrie wurde die Kammerwasserproduktion zwischen 8 und 16 Uhr sowie zwischen Mitternacht und 6 Uhr morgens alle 2 Stunden gemessen. Der IOD wurde um 16 und um 6 Uhr morgens bestimmt. Brinzolamid reduzierte den Kammerwasserfluss tagsüber um durchschnittlich $0{,}47 \pm 0{,}20\,\mu l$/min, Dorzolamid um $0{,}34 \pm 0{,}20\,\mu l$/min. Nachts reduzierte Brinzolamid die Kammerwasserbildung um $0{,}16 \pm 0{,}12\,\mu l$/min, Dorzolamid um $0{,}10 \pm 0{,}13\,\mu l$/min. Der nachmittägliche (16 Uhr) IOD wurde mit Brinzolamid um $1{,}5 \pm 1{,}1$ mm Hg und mit Dorzolamid um $1{,}1 \pm 1{,}0$ mm Hg gesenkt. Der IOD beim Aufwachen (6 Uhr) war unter Brinzolamid um $0{,}3 \pm 1{,}6$ mm Hg und unter Dorzolamid um $0{,}8 \pm 1{,}0$ mm Hg verringert. Brinzolamid 1% reduzierte demnach die Kammerwasserproduktion im gesunden menschlichen Auge in etwa gleich wie Dorzolamid 2% (Ingram und Brubaker, 1999).

Ob die beiden lokalen Karboanhydrase-Inhibitoren auch bei Glaukom eine ähnliche Wirksamkeit zeigen, wurde inzwischen in mehreren Studien untersucht. In einer randomisierten, doppelblinden, prospektiven, mit Timolol verumkontrollierten, multizentrischen Parallelgruppenstudie an 572 Patienten mit primärem Offenwinkelglaukom oder okulärer Hypertension erhielten die Teilnehmer 3 Monate lang entweder Brinzolamid 1% (2 × oder 3 × täglich), Dorzolamid 2% (3 × täglich) oder Timolol 0,5% (2 × täglich).

Brinzolamid 1% 2 × täglich bzw. 3 × täglich führte zu einer klinisch relevanten und statistisch signifikanten Drucksenkung gegenüber dem Ausgangswert bei allen Messungen und zu allen Tageszeiten um 3,8 – 5,7 mm Hg (2 × täglich) bzw. 4,2 – 5,6 mm Hg (3 × täglich). Dorzolamid 2% senkte den IOD ebenfalls bei allen Messungen signifikant um 4,3 – 5,9 mm Hg. Dasselbe gilt für Timolol, das den IOP signifikant um 5,1 – 6,3 mm Hg reduzierte.

Wenn man die stärkste IOD-Senkung berücksichtigt, führte die Brinzolamid-Therapie (2 × täglich bzw. 3 × täglich) bei 75,7% bzw. 80,1% der Anwender zu einer Senkung des IOD auf mindestens 21 mm Hg *oder* um wenigstens 5 mm Hg. Die entsprechende Ansprechrate für Dorzolamid lag bei 80,0% und für Timolol bei 90,2%. Die mittleren Ansprechraten lagen bei etwa 60% (Brinzolamid 2 × täglich), 66% (3 × täglich), 66% (Dorzolamid 3 × täglich) und 75% (Timolol 2 × täglich).

Die Drucksenkungen mit Brinzolamid 1% und Dorzolamid 2% waren sowohl in klinischer Hinsicht (Kriterium: mittlere IOD-Differenz von ≤ 1 mm Hg) als auch in statistischer Hinsicht (Kriterium: 95%-Konfidenzintervall ≤ 1,5 mm Hg) äquivalent. Die klinische Wirksamkeit von Brinzolamid 1% und Dorzolamid 2% ist demnach gleich. Brinzolamid verursachte allerdings weniger Irritationen am Auge als Dorzolamid (siehe unten) (Silver, 1998).

Eine weitere, ähnliche Vergleichsstudie zwischen Brinzolamid 1 % 2 × oder 3 × täglich, Dorzolamid 2 % 3 × täglich und Timolol 0,5 % 2 × täglich zeigte dasselbe Ergebnis. 512 Patienten mit primärem Offenwinkelglaukom oder okulärer Hypertension wurden 3 Monate lang behandelt. Die zum Zeitpunkt des Wirkungsmaximums und des Wirkungsminimums unmittelbar vor der nächsten Tropfengabe gemessenen IOD-Senkungen lagen zwischen 14,2 und 21,8 % (Brinzolamid 2 × täglich), 15,4 und 21,4 % (Brinzolamid 3 × täglich), 16,0 und 23,0 % (Dorzolamid 3 × täglich) sowie 19,6 und 24,3 % (Timolol 2 × täglich). Auch der Anteil der Responder (IOD-Senkung um ≥ 5 mm Hg bzw. auf ≤ 21 mm Hg) war unter Brinzolamid 2 × bzw. 3 × täglich mit 63,8 % bzw. 67,4 % ähnlich wie unter Dorzolamid 3 × täglich mit 65,6 %. Auch hier lag Timolol 2 × täglich mit 75 % „vorn" (Sverisson, 1999).

d) Wirksamkeit der Kombinationstherapie

In einer doppelblinden, randomisierten, plazebokontrollierten Multizenterstudie mit dreimonatiger Therapie erhielten 132 Patienten mit Offenwinkelglaukom oder okulärer Hypertension 3 Monate lang zusätzlich zu ihrer Basistherapie mit Timolol-Augentropfen 0,5 % 2 × täglich entweder Brinzolamid 1 % 3 × täglich oder Plazebo. Durch Kombination mit Brinzolamid ließ sich der IOD zu allen Messzeitpunkten klinisch und statistisch signifikant gegenüber dem Ausgangswert unter Timolol-Monotherapie senken. Die IOD-Senkung unter Brinzolamid lag zwischen 3,3 und 4,1 mm Hg, unter Plazebo zwischen 0,9 und 2,5 mm Hg (Shin, 2000) (Abb. 4.**5**).

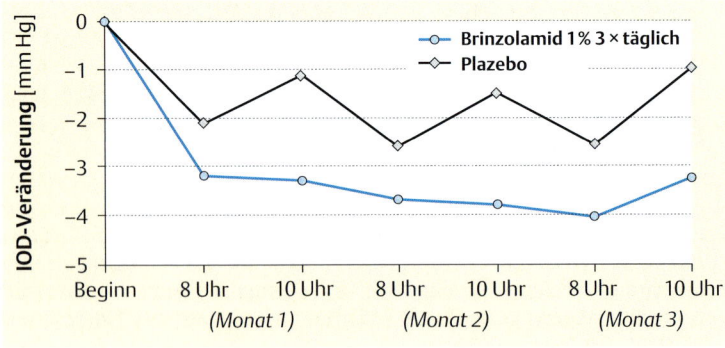

Abb. 4.**5**   Wirksamkeit von Brinzolamid und Plazebo in Kombination mit Timolol.

e) Wirksamkeit der Kombinationstherapie im Vergleich mit Dorzolamid

Die Wirksamkeit der Kombination von Brinzolamid 1 % oder Dorzolamid 2 %, jeweils 2 × täglich, mit Timolol 0,5 % 2 × täglich wurde in einer 3-monatigen randomisierten Doppelblindstudie an 241 Patienten mit primärem Offenwinkelglaukom oder okulärer Hypertension verglichen. Dabei wurden die IOD-Werte zum Zeitpunkt des Wirkungsmaximums und am Ende des Dosisintervalls, also unmittelbar vor Tropfengabe, bestimmt. Die beiden Kombinationspartner von Timolol bewirkten klinisch relevante und statistisch signifikante IOD-Senkungen in fast gleicher Höhe: 3,6 – 5,5 mm Hg (Brinzolamid) sowie 3,5 – 5,1 mm Hg (Dorzolamid) (Airaksinen, 1999).

f) Verträglichkeit und Sicherheit

Die Verträglichkeit und Sicherheit von Brinzolamid 1 % wurde vor der Zulassung an über 1000 Patienten und Probanden untersucht, die den Wirkstoff entweder allein oder in Kombination mit Timolol erhielten. Die aufgetretenen unerwünschten Wirkungen waren überwiegend leicht bis mäßig ausgeprägt und bildeten sich im Allgemeinen ohne eine spezielle Therapie zurück. Die Abbruchrate wegen therapieassoziierter Nebenwirkungen in allen Studien zusammen betrug 2,6 %.

Die folgenden Nebenwirkungen traten am behandelten Auge auf: Verschwommensehen (5,1 %), Brennen und/oder Stechen (3 %), Fremdkörpergefühl (2,3 %), Hyperämie (2,1 %), trockenes Auge (1,6 %), Augenschmerzen (1,6 %), Blepharitis (1,4 %) und Juckreiz (1,3 %). Als nicht okuläre Nebenwirkungen gaben die Patienten am häufigsten einen bitteren, sauren oder ungewöhnlichen Geschmack (5,6 %), Kopfschmerzen (2,1 %), Schnupfen (1,5 %) und Dermatitis (1,1 %) an (Angabe des Herstellers).

Die Endothelzelldichte und die zentrale Korneadicke änderten sich während einer 12-monatigen Anwendung von Brinzolamid 1 % nicht signifikant. Klinisch relevante Effekte auf die Pulsfrequenz, den Blutdruck und routinemäßig untersuchte Laborparameter traten nicht auf (Angabe des Herstellers).

Wie Dorzolamid ist auch Brinzolamid ein Sulfonamid, das bei lokaler Gabe systemisch resorbiert wird. Daher können grundsätzlich die typischen Nebenwirkungen systemisch verabreichter Sulfonamide auch bei topischer Anwendung auftreten. Die Anmerkungen zu Dorzolamid (S. 98 f) gelten daher auch für Brinzolamid.

In der Dosisfindungsstudie (Silver, 2000 b) mit Brinzolamid-Konzentrationen zwischen 0,3 % und 3 % traten Verschwommensehen, Missempfindungen am Auge und Geschmacksstörungen als häufigste unerwünschte Wirkungen auf. In der Studie zur Langzeitwirksamkeit und -verträglichkeit von Brinzolamid (March und Ochsner, 2000) traten keine schwerwiegenden Nebenwirkungen auf. Missempfindungen am Auge in Form von Brennen und/oder Stechen waren unter Brinzolamid seltener als in der Vergleichsgruppe, die mit Timolol 0,5 % behandelt wurde. Die plazebokontrollierte Kombinationsstudie mit Timolol (Shin, 2000) ergab in der Brinzolamid-Gruppe Geschmacksstörungen (7,7 %) und vorübergehendes Verschwommensehen als häufigste Nebenwirkungen.

In Vergleichsstudien mit Dorzolamid (Silver, 1998; 2000 a; Sall, 2000; Sverisson, 1999; Airaksinen, 1999) liegen weitere Befunde zur Verträglichkeit von Brinzolamid vor (siehe folgender Abschnitt).

2×30 erwachsene Freiwillige mit Asthma oder chronisch obstruktiver Bronchitis erhielten im Abstand von einer Woche jeweils eine Einzeldosis Brinzolamid 1 % und Timolol 0,5 % als Augentropfen. Vor der Gabe und fünfmalig im Laufe der 180 min nach der Gabe wurden das forcierte expiratorische Sekundenvolumen (FEV_1) und die forcierte Vitalkapazität (FVC) bestimmt. Unter Brinzolamid blieben beide Lungenfunktionswerte unverändert, während sie unter Timolol signifikant abfielen. Ein Teilnehmer erlebte unter Brinzolamid eine Dyspnoe, aber 6 unter Timolol (davon ein Asthmaanfall). Diese Untersuchung weist auf die sichere Anwendung von Brinzolamid bei Patienten mit Asthma oder chronisch obstruktiver Bronchitis hin (Trost, 1999).

4.3.3 Verträglichkeit der lokalen Karboanhydrase-Hemmer

In der Vergleichsstudie zwischen Brinzolamid und Dorzolamid an 572 Patienten mit primärem Offenwinkelglaukom oder okulärem Hochdruck (Silver, 1998) waren vorübergehendes Verschwommensehen und Irritationen am Auge (Brennen, Stechen) die häufigsten unerwünschten Wirkungen. Verschwommensehen war unter Brinzolamid ($2 \times$ bzw. $3 \times$ täglich) mit 3 % bzw. 3,6 % häufiger als unter Dorzolamid mit 0,6 %, wahrscheinlich wegen des längeren Verbleibs der Suspensionsgalenik im Bindehautsack. Irritationen am Auge dagegen traten unter Brinzolamid ($2 \times$ bzw. $3 \times$ täglich) bei 1,8 % bzw. 3 % der Anwender seltener auf als unter Dorzolamid bei 16,4 %. Weitere unerwünschte Wirkungen mit einer Häufigkeit über 1 % waren Fremdkörpergefühl (Brinzolamid $3 \times$ täglich: 1,8 %), Juckreiz am Auge (Brinzolamid $3 \times$ täglich: 1,2 %, Dorzolamid: 2,4 %), Tränen (beide Wirkstoffe: 1,2 %) und trockenes Auge (Brinzolamid $3 \times$ täglich: 1,2 %). Die Sehschärfe, das Gesichtsfeld, Fundusparameter, Pulsfrequenz und Blutdruck sowie Laborwerte (Blut, Urin) veränderten

Tabelle 4.**2** Inzidenz der häufigsten Nebenwirkungen (in %) (Silver, 1998)

Nebenwirkung	Brinzolamid 2 x täglich	Brinzolamid 3 x täglich	Dorzolamid 3 x täglich
Verschwommensehen	3,0	3,6	0,6
Irritation	1,8	3,0	16,4
Hyperämie	1,8	1,8	0,6
Geschmacksstörung	3,0	7,7	4,2

sich im Verlauf der Studie nicht signifikant (Silver, 1998) (Tab. 4.**2**). Ein ganz ähnliches Bild ergab sich auch in der Vergleichsstudie von Sverisson (1999).

Die Verträglichkeit von Brinzolamid 1 % und Dorzolamid 2 % wurde in zwei doppelblinden, randomisierten, multizentrischen Parallelstudien verglichen (Silver, 2000 a). Nach einer Woche Therapie wurden bei den insgesamt 213 Patienten der beiden Studien die Missempfindungen am Auge mit Hilfe der folgenden vierstufigen Skala erfasst: 0 = keine, 1 = leichte, 2 = mäßige, 3 = schwere und 4 = sehr schwere Irritationen. Brinzolamid-Augentropfen führten mit mittleren Skalenwerten von 0,2 bzw. 0,4 (Studie 2 und 1) zu einer geringeren Beeinträchtigung am Auge als Dorzolamid-Augentropfen, die Skalenwerte von 1,5 bzw. 1,7 erreichten. Ein signifikant höherer Anteil der Brinzolamid-Anwender gab keine Irritationen an.

Auch in der Vergleichsstudie von Sall (2000) war der Anteil der Teilnehmer mit Augenirritationen in der Dorzolamid-Gruppe (3 × täglich) mit 10,7 % höher als in den beiden Brinzolamid-Gruppen mit jeweils 3 %. Geschmacksstörungen traten unter Brinzolamid 2 × täglich mit 3,7 % etwas seltener auf als unter Dorzolamid (3 × täglich) mit 5,3 %.

In der Vergleichsstudie von Airaksinen (1999) wurden Brinzolamid oder Dorzolamid, jeweils 2 × täglich, mit Timolol kombiniert. Der Gesamtanteil der Patienten mit Nebenwirkungen war unter Dorzolamid/Timolol mit 32,8 % höher als unter Brinzolamid/Timolol mit 14,7 %. Verschwommensehen war wiederum in der Brinzolamid-Kombination mit 2,6 % zu 1,6 % häufiger, während Augenirritationen in der Dorzolamid-Kombination mit 13,1 % zu 1,7 % häufiger auftraten.

Inzwischen wurde in US-amerikanischen Augenarztpraxen auch eine prospektive, allerdings offene Präferenzuntersuchung zwischen Brinzolamid- und Dorzolamid-Augentropfen durchgeführt. Die Teilnehmer benutzten zunächst alle Dorzolamid in Mono- oder Kombinationstherapie und sollten ihre Zufriedenheit mit der okulären Verträglichkeit auf einer

Skala von 1 bis 6 (6 = Bestnote) angeben. Danach wurden sie auf Brinzolamid umgestellt und etwa 1 – 3 Monate später erneut befragt. 447 Patienten aus 68 Praxen kamen in die Auswertung. Durch die Umstellung sank der IOD im Durchschnitt um 0,8 mm Hg. Bei 69% der Teilnehmer verbesserte sich die Zufriedenheit mit der okulären Verträglichkeit nach der Umstellung um ≥ 1 Punkt. Die mittlere Verbesserung lag bei 1,43 Punkten. 43% der Teilnehmer gaben an, dass ihre Therapietreue mit den Augenirritationen (Brennen, Stechen) zusammenhinge. 59% bevorzugten Brinzolamid im Vergleich zu Dorzolamid. Die Autoren dieser Praxisbeobachtung weisen allerdings darauf hin, dass für erhärtete Aussagen ein strenger kontrolliertes Studiendesign notwendig wäre (Barnebey, 2000).

Die lokalen Karboanhydrase-Hemmer Dorzolamid und Brinzolamid senken den IOD gleichermaßen. Die Suspensionsgalenik von Brinzolamid kann die Sehschärfe etwas länger beeinträchtigen, Augenbrennen tritt jedoch weniger auf als bei Dorzolamid.

4.4   Lokale und systemische Karboanhydrase-Inhibitoren

1. Ist die Umstellung von Acetazolamid auf Dorzolamid oder Brinzolamid in der Praxis durchführbar?

Ein Versuch zur Umstellung von der systemischen auf die lokale Gabe kann dann sinnvoll sein, wenn der Patient mit einem systemischen Karboanhydrase-Inhibitor gut eingestellt ist. Ist er dagegen trotz Vollwirkdosis eines systemischen Karboanhydrase-Inhibitors nicht ausreichend therapiert, bringt weder die Umstellung auf eine lokale Gabe noch die zusätzliche lokale Gabe einen Vorteil.

In den wenigen Studien zu diesem Thema hat sich gezeigt, dass der lokale Karboanhydrase-Inhibitor nach der Umstellung weniger wirksam als der systemische sein kann (Maus et al., 1997; Portellos et al., 1998). Demnach kann es Konstellationen geben, in denen er allein nicht ausreichend wirksam ist. In diesem Fall ist zunächst die Kombination mit anderen lokalen Glaukommitteln, bevorzugt mit Timolol, aber grundsätzlich auch die systemische Gabe in Monotherapie zu erwägen.

2. Gibt es Situationen, in denen Karboanhydrase-Inhibitoren gleichzeitig systemisch und lokal verabreicht werden sollen?

Die *gleichzeitige* Gabe eines systemischen und lokalen Karboanhydrase-Inhibitors ist wegen desselben Wirkmechanismus und der fast vollständigen Hemmung der Karboanhydrase durch den systemischen Karboanhydrase-Inhibitor nicht indiziert, denn man würde die möglichen Nebenwirkungen beider Applikationsformen addieren ohne zusätzlichen IOD-Effekt.

4.5 Durchblutungsfördernde Wirkung?

Wie in Abschnitt 1.6.1 ausführlich diskutiert, besteht Einigkeit darüber, dass die Durchblutung der am Sehvorgang beteiligten Strukturen beim Glaukom eine Rolle spielt. Störungen der Durchblutung, am ehesten auf der Basis einer dauerhaften oder phasenweise bestehenden Hypotonie oder von Vasospasmen, sind in noch näher zu charakterisierender Weise an der Entstehung und natürlichen Entwicklung von Glaukomen beteiligt.

Seit längerem ist bekannt, dass systemische Karboanhydrase-Inhibitoren die Durchblutung des Gehirns verbessern, also vermutlich auch die des Auges als Teil des Gehirns. Die Therapie mit systemischen Karboanhydrase-Inhibitoren hat in Einklang damit bei einem Teil der Patienten zu einer Besserung des Gesichtsfeldes geführt. Es erscheint daher plausibel, dass Karboanhydrase-Inhibitoren bei Glaukompatienten mit erkennbarer Durchblutungskomponente (siehe auch Abschnitt 2.2.5 b) zur Therapie besonders günstig sind. Die derzeit vorliegenden Befunde zur Perfusionswirkung der topischen Karboanhydrase-Inhibitoren sind zwar nicht einheitlich, beschreiben aber in ihrer Tendenz eine durchblutungsfördernde Wirkung dieser Substanzen.

Zunächst zur durchblutungsfördernden Wirkung der systemischen Karboanhydrase-Inhibitoren: Bei Messungen an 12 gesunden Probanden wurde bereits 1993 gezeigt, dass die gleichzeitige Gabe von CO_2 und Acetazolamid den Widerstandsindex in der A. centralis retinae signifikant senkt. In der A. cerebri media kam es sowohl unter Acetazolamid als auch unter CO_2 zu einem Anstieg der Spitzengeschwindigkeit des systolischen Blutflusses (peak systolic velocity) und zu einem Abfall des Widerstandsindex (Harris und Kagemann, 1997).

An 12 gesunden Probanden untersuchten Harris et al. (1996) die Auswirkungen von lokalem Dorzolamid auf Parameter der okulären Durchblutung, indem sie mit Dopplersonographie und Scanning-Laser-Ophthalmoskop die Strömungsgeschwindigkeit in den retinalen und retrobulbären Gefäßen bestimmten. Im Plazebovergleich kam es unter Dorzolamid zu einer signifikanten Verkürzung der arteriovenösen Passagezeit und zu einer Erhöhung der Fließgeschwindigkeit in den Kapillaren des Sehnervs. Die arteriovenöse Passagezeit wurde um 18% verkürzt und die Blutflussgeschwindigkeit im Bereich von Makula und Papille um 15–16% erhöht.

Bei 22 Patienten mit Normaldruckglaukom führte die lokale Dorzolamid-Anwendung ebenfalls zu einer Verkürzung der arteriovenösen Passagezeit, was möglicherweise nützlich für den Erhalt der Sehfunktion ist. Dorzolamid hatte – wie zuvor auch Acetazolamid – keine Auswirkung auf die Fließgeschwindigkeit in den retrobulbären Gefäßen (Harris und Kagemann, 1997).

Auch in der Studie von Martinez et al. (1999) mit Farbdoppler-Messungen an 26 Patienten mit Offenwinkelglaukom und 13 Augen von 8 altersangeglichenen gesunden Kontrollpersonen besserten sich die meisten okulären hämodynamischen Parameter unter Dorzolamid. Nach Anwendung von Dorzolamid stieg die systolische Spitzengeschwindigkeit in der zentralen Netzhautarterie der Glaukomaugen (nicht der gesunden Augen) und die enddiastolische Geschwindigkeit in der A. ophthalmica sowie der zentralen Netzhautarterie aller Augen. Auch die Minimalgeschwindigkeit in der zentralen Netzhautvene stieg unter Dorzolamid, während ihre Maximalgeschwindigkeit unverändert blieb. Der Widerstandsindex verringerte sich unter Dorzolamid in der A. ophthalmica und in der Arteria antralis retinae.

Die Befunde weisen allerdings nicht alle in dieselbe Richtung: In einer doppelblinden, randomisierten Studie an 30 gesunden Probanden im mittleren Alter von 30,7 Jahren, die entweder 3 Tage lang Dorzolamid-Augentropfen 3 × täglich oder Plazebo erhielten, wurde die kapilläre Durchblutung im Sehnervenkopf mittels Scanning-Laser-Dopplerflussmessung und Laser-Dopplerflussmessung nach Riva bestimmt. Die zu Beginn der Studie, jeweils 90 Minuten nach einer Applikation und nach 3 Tagen mit beiden Verfahren gemessene kapilläre Durchblutung des Sehnervenkopfes zeigte keinen signifikanten Unterschied zwischen Dorzolamid und Plazebo (Pillunat et al., 1999).

Einige Untersuchungen unterstreichen die Bedeutung von CO_2 als wichtigem Vasodilatator. Wird der Kreislauf durch Hyperventilation von Sauerstoff dieses Dilatators beraubt, entsteht durch reaktive Vasokonstriktion eine reversible Einschränkung des Gesichtsfeldes. Der Gesichtsfeldverlust unter Hyperventilation bei gesunden Probanden und Glaukompatienten war nach Gabe von Dorzolamid nicht einmal halb so groß wie in der unbehandelten Kontrollgruppe (Harris und Kagemann, 1997).

Stefansson et al. (1999) haben die Sauerstoffspannung im Sehnerven des Schweins unter Dorzolamid und Acetazolamid bei verschiedener Zusammensetzung der Einatemluft gemessen. Die Sauerstoffkonzentration am Sehnerven ließ sich mit den beiden Karboanhydrase-Inhibitoren, die in verschiedenen Dosen intravenös angewandt wurden, dosisabhängig und signifikant erhöhen. Damit konnte die direkte Wirkung eines Karboanhydrase-Inhibitors auf die Sauerstoffkonzentration im Sehnerven gezeigt worden.

Die systemische Gabe von 500 mg Dorzolamid erhöhte die O_2-Spannung im Sehnervenkopf von Hausschweinen auch bei experimenteller Steigerung des IOD (Cour et al., 2000).

Zu Brinzolamid liegen ähnliche tierexperimentelle Ergebnisse vor: So wurde die Durchblutung im Sehnervenkopf des Kaninchens mittels Laser-Doppler-Methode untersucht und nach einwöchiger lokaler Brinzolamid-Gabe eine um 11,2 % erhöhte Durchblutung im Sehnervenkopf gemessen. Die parallel untersuchte lokale Dorzolamid-Gabe zeigte mit einem Anstieg der Durchblutung um 8,4 % einen ähnlichen Effekt (Barnes et al., 2000).

> Lokale Karboanhydrase-Inhibitoren wie Dorzolamid oder Brinzolamid senken nicht nur den IOD, sondern verändern auch Parameter der okulären Durchblutung in positiver Weise im Sinne einer Durchblutungsverbesserung im Tierversuch und auch beim Menschen. Allerdings muss noch gezeigt werden, dass dies in der Langzeitanwendung auch beim Glaukompatienten der Fall ist und hierdurch der Verlauf des chronischen Glaukoms in positiver Weise beeinflusst wird.

4.6 Fazit: Vorteile der lokalen Karboanhydrase-Inhibitoren

Tabelle 4.3 Vorteile der lokalen Karboanhydrase-Hemmer

- ähnliche Senkung des IOD wie andere Antiglaukomatosa
- weitgehend auf das Auge begrenzte Wirkung und Nebenwirkung
- hohe Ansprechrate
- Wirkmechanismus von der autonomen Innervation des Auges unabhängig
- gute systemische Verträglichkeit
- geringer Gewöhnungseffekt bei Dauertherapie
- synergistisch-additive Wirkung bei Kombination mit anderen Antiglaukomatosa
- wahrscheinlich Verbesserung der okulären Durchblutung

Literatur

Adamsons IA, Polis A, Ostrov CS, Boyle JE, Dorzolamide Safety Study Group: Two-year safety study of dorzolamide as monotherapy and with timolol and pilocarpine. J Glaucoma. 1998;7:395–401.

Airaksinen J. A study of the efficacy and safety of brinzolamide 1% ophthalmic suspension and dorzolamide 2% ophthalmic solution (Trusopt) as adjunctive therapy to timolol 0,5%. XIIth SOE Congress Stockholm 1999 Abstracts;SP 258:159.

Barnebey H, Kwok SY. Patients' acceptance of a switch from dorzolamide to brinzolamide for the treatment of glaucoma in a clinical practice setting. Clin Ther. 2000;22:1204–12.

Barnes GE, Li B, Dean T, Chandler ML. Increased Optic Nerve Head Blood Flow After 1 Week of Twice Daily Topical Brinzolamide Treatment in Dutch-Belted Rabbits. Surv Ophthalmol. 2000;44(Suppl 2):131–40.

Boyle JE, Ghosh K, Gieser DK, Adamsons IA. A randomized trial comparing the dorzolamide-timolol combination given twice daily to monotherapy with timolol and dorzolamide. Ophthalmology. 1999;106(Suppl):10–6.

Clineschmidt CM, Williams RD, Snyder E, Adamsons IA, Dorzolamide-Timolol Combination Study Group: A randomised trial in patients inadequately controlled with timolol alone comparing the dorzolamide-timolol combination to monotherapy with timolol or dorzolamid. Ophthalmology. 1998;105:1952–9.

Cour M, Kiilgaard JF, Eysteinsson T, et al. Optic nerve oxygen tension: effects of intraocular pressure and dorzolamide. Br J Ophthalmol. 2000;84:1045–9.

Cyrlin M, Wilkerson M, Lippa EY, et al. Four week safety study of the topical KAI MK-507. Invest Ophthalmol Vis Sci. 1991;32(Suppl):989.

DeSantis L. Preclinical Overview of Brinzolamide. Surv Ophthalmol. 2000;44 (Suppl 2):119–29.

Harris A, Arend O, Arend S, Martin B. Effects of topical dorzolamide on retinal and retrobulbar hemodynamics. Acta Ophthalmol Scand. 1996;74:569–72.

Harris A, Arend O, Kagemann L, Garrett M, Chung HS, Martin B. Dorzolamide, visual function and ocular hemodynamics in normal-tension glaucoma. J Ocul Pharmacol Ther. 1999;15:189–97.

Harris A, Kagemann L. Die Wirkung von Karboanhydrasehemmern und CO_2 auf den zerebralen und okulären Blutfluß. In: Schmidt KG, ed. Glaukom – Aktuelle Diagnostik und Therapie. Germering: ad manum medici; 1997:17–25.

Heijl A, Strahlman E, Sverrison T, Brinchman-Hanssen O, Puustjarvi T, Tipping R. A Comparison of dorzolamide and timolol in patients with pseudoexfoliation and glaucoma or ocular hypertension. Ophthalmology 1997;104:137–42.

Ingram CJ, Brubaker RF. Effect of brinzolamide and dorzolamide on aqueous humor flow in human eyes. Am J Ophthalmol. 1999;128:292–6.

Kaminski S, Hommer A, Koyuncu D, Biowski R, Barisani T, Baumgartner I. Influence of dorzolamide on corneal thickness, endothelial cell count and corneal sensibility. Acta Ophthalmol Scand. 1998;76:78–9.

Lippa EA, Clineschmidt CM, Tipping RW, Strohmaier KM. Dorzolamide Dose-Response Study Group: Dorzolamide hydrochloride: Six-week, dose-response study of an active topical carbonic anhydrase inhibitor (abstract). Invest Ophthalmol Vis Sci. 1993;34(Suppl):931.

March WF, Ochsner KI. The long-term safety and efficacy of brinzolamide 1.0% (Azopt®) in patients with primary open-angle glaucoma or ocular hypertension. The Brinzolamide Long-Term Therapy Study Group. Am J Ophthalmol. 2000;129:136–43.

Martinez A, Gonzalez F, Capeans C, Perez R, Sanchez-Salorio M. Dorzolamide effect on ocular blood flow. Invest Ophthalmol Vis Sci. 1999;40:1270–5.

Maus TL, Larsson LI, McLaren JW, Brubaker RF. Comparison of dorzolamide and acetazolamide as suppressors of aqueous humor flow in humans. Arch Ophthalmol. 1997;115:45–9.

McMahon CD, Laibovitz R. IOD lowering activity of the topical KAI MK-507 at 3% (abstract). Invest Ophthalmol Vis Sci. 1991;32(Suppl):1576.

Nardin G, Lewis R, Lippa EA, et al.: Activity of the topical KAI MK-507 BID when added to timolol BID (abstract). Invest Ophthalmol Vis Sci. 1991;32(Suppl):989.

O'Donoghue EP. A comparison of latanoprost and dorzolamide in patients with glaucoma and ocular hypertension: a 3 month, randomised study. Ireland Latanoprost Study Group. Br J Ophthalmol. 2000;84:579–82.

Orzalesi N, Rossetti L, Invernizzi T, Bottoli A, Autelitano A. Effect of timolol, latanoprost, and dorzolamide on circadian IOP in glaucoma or ocular hypertension. Invest Ophthalmol Vis Sci. 2000;41:2566–73.

Pfeiffer N. Dorzolamide: Development and clinical application of a topical carbonic anhydrase inhibitor. Surv Ophthalmol. 1997;42:137–52.

Pfeiffer N. Moderne medikamentöse Glaukomtherapie. DÄB. 1998;95:C2328–33.

Pillunat LE, Bohm AG, Koller AU, Schmidt KG, Klemm M, Richard G. Effect of topical dorzolamide on optic nerve head blood flow. Graefes Arch Clin Exp Ophthalmol. 1999;237:495–500.

Portellos M, Buckley EG, Freedman SF. Topical versus oral carbonic anhydrase inhibitor therapy for pediatric glaucoma. J AAPOS. 1998;2:43–7.

Rehurek J, Vancurova J. [Trusopt, a local carboanhydrase inhibitor, in the treatment of glaucoma in children]. Cesk Slov Oftalmol. 1998;54:82–5.

Sall K, the Brinzolamide Primary Therapy Study Group. The Efficacy and Safety of Brinzolamide 1% Ophthalmic Suspension (Azopt®) as a Primary Therapy in Patients with Open-Angle Glaucoma or Ocular Hypertension. Surv Ophthalmol. 2000;44(Suppl 2):155–62.

Schmitz K, Banditt P, Motschmann M, Meyer FP, Behrens-Baumann W. Population pharmacokinetics of 2% topical dorzolamide in the aqueous humor of humans. Invest Ophthalmol Vis Sci. 1999;40:1621–4.

Shin D, the Brinzolamide Adjunctive Therapy Study Group. Adjunctive Therapy With Brinzolamide 1% Ophthalmic Suspension (Azopt®) in Patients With Open-Angle Glaucoma or Ocular Hypertension Maintained on Timolol Therapy. Surv Ophthalmol. 2000;44(Suppl 2):163–8.

Silver LH, The Brinzolamide Comfort Study Group. Ocular Comfort of Brinzolami-
    de 1.0 % Ophthalmic Suspension Compared With Dorzolamide 2.0 % Ophthal-
    mic Solution. Results From Two Multicenter Comfort Studies. Surv Ophthal-
    mol. 2000 a;44(Suppl 2):141 – 5.

Silver LH, The Brinzolamide Dose-Response Study Group. Dose-Response Evalua-
    tion of the Ocular Hypotensive Effect of Brinzolamide Ophthalmic Suspension
    (Azopt®). Surv Ophthalmol. 2000 b;44(Suppl 2):147 – 53.

Silver LH, The Brinzolamide Primary Study Group. Clinical efficacy and safety of
    brinzolamide (Azopt™), a new topical carbonic anhydrase inhibitor for prima-
    ry open-angle glaucoma and ocular hypertension. Am J Opthalmol. 1998;126 :
    400 – 8.

Stefansson E, Jensen PK, Eysteinsson T, et al. Optic nerve oxygen tension in pigs and
    the effect of carbonic anhydrase inhibitors. Invest Ophthalmol Vis Sci.
    1999;40 : 2756 – 61.

Stewart WC, Sharpe ED, Harbin TS Jr, et al. Brimonidine 0.2 % versus dorzolamide
    2 % each given three times daily to reduce intraocular pressure. Am J Ophthal-
    mol. 2000;129 : 723 – 7.

Strahlman ER, Tipping R, Vogel R, International Dorzolamide Study Group. A dou-
    ble-masked, randomized 1-year study comparing dorzolamide (Trusopt), ti-
    molol and betaxolol. Arch Ophthalmol. 1995;113 : 1009 – 16.

Sverisson T. A study of the efficacy and safety of BID- and TID-dosed brinzolamide
    1 % ophthalmic suspension compared to TID-dosed dorzolamide 2 % ophthal-
    mic solution (Trusopt) and BID-dosed Timoptic 0,5 % ophthalmic solution in
    the treatment of patients with primary open angle glaucoma or ocular hyper-
    tension. XIIth SOE Congress Stockholm 1999 Abstracts;SP 295 : 168.

Trost E. Comparison of the acute pulmonary effects of brinzolamide 1 % ophthal-
    mic suspension and timolol 0,5 % ophthalmic solution following topical ocular
    dosing in patients with asthma or chronic obstructive pulmonary disease.
    XIIth SOE Congress Stockholm 1999 Abstracts;SP 257 : 158.

Wilkerson M, Cyrlin M, Lippa EA, et al. Four week safety and efficacy study of dor-
    zolamide, a novel, active topical carbonic anhydrase inhibitor. Arch Ophthal-
    mol. 1993;111 : 1343 – 50.

5 Bedeutung der Compliance bei der medikamentösen Glaukomtherapie

Das vorliegende Buch handelt bisher vom modernen Krankheitsverständnis des Glaukoms sowie von den Möglichkeiten, Glaukomerkrankungen zu entdecken, sie richtig einzuordnen und die beste Therapie hierfür auszusuchen. Alle diese Schritte sind wichtig, doch auch wenn alles richtig und rechtzeitig getan ist und ein ideales Medikament verschrieben ist, so ist der Erhalt visueller Funktion beim Glaukompatienten keineswegs gesichert: *Denn längst nicht alles, was sinnvoll ist und verschrieben wird, nimmt der Patient auch in richtiger und korrekter Weise wahr.* Es handelt sich hierbei um das Problem der mangelnden Compliance.

Glaukompatienten sollen lebenslang mehrmals täglich Augentropfen applizieren, obwohl sie sich in den allermeisten Fällen völlig beschwerdefrei fühlen. Hier liegt sicher die Hauptwurzel des beträchtlichen Complianceproblems der medikamentösen Glaukomtherapie, das zu ihrem Scheitern und zu einem Fortschreiten des visuellen Funktionsverlusts führen kann.

Für Compliance bzw. Non-Compliance gibt es kein adäquates deutsches Wort, daher soll kein Versuch gemacht werden, diesen Anglizismus zu umgehen. Doch was ist eigentlich Compliance?

5.1 Definition von Compliance und Non-Compliance

Compliance heißt die Bereitschaft eines Patienten zur Kooperation bei diagnostischen und therapeutischen Maßnahmen. Der Aspekt des *Befolgens* der ärztlichen Vorschrift tritt heute mehr und mehr hinter den Aspekt der *Einsicht* in die Notwendigkeit der ärztlichen Empfehlungen zurück. Wesentlich für eine gute Compliance (Therapietreue) ist das Vertrauen in die Person des Arztes, das Verständnis für das Krankheitsgeschehen und die Bereitschaft des Patienten, eigene Verantwortung für seine Gesundheit und medizinische Prognose zu übernehmen. Als schlechte, niedrige oder mangelhafte Compliance – in der Folge vereinfachend als Non-Compliance bezeichnet – gilt die Nichteinhaltung der Therapievorschriften in der einen oder anderen Form.

5.2 Ausmaß der Compliance und Non-Compliance

Bei nüchterner Betrachtung gilt: Die Compliance der Patienten bei der Anwendung von verordneten Medikamenten und der Umsetzung von ärztlichen Ratschlägen (z. B. Diät, Alkoholverzicht, körperliche Aktivität) ist fast immer niedriger als a) aus medizinischer Sicht erforderlich, b) Ärzte im Allgemeinen annehmen, und c) Patienten im Allgemeinen zugeben. Schlechte Compliance oder Non-Compliance tritt vor allem bei der Langzeittherapie von chronischen Erkrankungen auf. Objektiv messbar ist die Compliance fast nie. Aus den bisherigen Untersuchungen ergibt sich aber ziemlich konsistent, dass wahrscheinlich 40–60 % aller Patienten – also etwa die Hälfte – ärztliche Anweisungen auf die eine oder andere Weise nicht einhalten.

Zahlreiche Untersuchungen an Glaukompatienten bestätigen dieses Ausmaß der Non-Compliance und beziffern den Anteil der unzureichend mitarbeitenden Patienten auf etwa 25–60 %. In einer Studie versäumten 41 % der 82 Patienten mindestens 10 % ihrer Tropftermine, 20 % sogar über 20 % (Norell, 1981). In einer weiteren Studie an 93 Patienten ließen 25 % wenigstens 41 % ihrer Tropftermine (Pilocarpin) und 19 % sogar 62 % der Dosierungen aus (Kass et al., 1986).

Wie andere Ärzte scheinen auch Augenärzte die Zuverlässigkeit ihrer Patienten eher zu hoch einzuschätzen: In einer Studie an 116 Patienten beispielsweise überschätzten die Ärzte die Compliance um ca. 50 % (Roth und Caron, 1978).

Und wie andere Patienten auch, neigen Glaukompatienten dazu, ihre Therapietreue zu überschätzen. Von 86 Glaukompatienten über 55 Jahren, die Timolol-Augentropfen erhielten, gaben 24 % zu, ihre Augentropfen entweder gelegentlich oder oft zu vergessen. 51 % der Teilnehmer aber erneuerten ihre Rezepte im Laufe der einjährigen Beobachtung zu selten, um die vorgeschriebene Therapie durchführen zu können. Patienten mit mangelnder Compliance blieben im Mittel 85 Tage des Jahres ohne Augentropfen (Rotchford und Murphy, 1998).

Bei einer anonymen Befragung von 341 Glaukompatienten gaben 68 % eine strikte Einhaltung ihrer Therapie an. 17 % gaben zu, die Anwendungszeiten eigenmächtig zu ändern, 6 % räumten ein, ihre Augentropfen gelegentlich oder häufig zu „vergessen" (Bour et al., 1993). Von 100 weiteren befragten Glaukompatienten gaben 59 an, ihre Augentropfen vorschriftsmäßig anzuwenden. Die übrigen änderten die Verordnung mehr oder weniger ab (Patel und Spaeth, 1995).

In einer retrospektiven Kohortenstudie wurden 2440 Patienten im Alter über 65 Jahren untersucht, um die Zahl der nicht eingelösten Rezepte für Glaukommedikamente und die Tage ohne Glaukomtherapie innerhalb eines Jahres zu ermitteln. Bezüglich nicht eingelöster Rezepte zeigten 23 % der Patienten eine schlechte Compliance. In Fällen von Non-Compliance ergaben sich unterschiedliche Schemata: Oft tropfen Patienten für eine Weile regelmäßig, um dann vollständig auszusetzen und irgendwann, z. B. kurz vor einem Arztbesuch, die Therapie wieder zu beginnen. In dieser Studie von Gurwitz et al. (1993) blieben die Patienten im Durchschnitt an 112 Tagen pro Jahr ganz ohne Therapie!

5.3 Formen der Non-Compliance

Neben der mangelnden Einhaltung von ärztlichen Therapievorschriften für Medikamente zählen zu den in der Praxis häufigen Formen der Non-Compliance die Nichtwahrnehmung von Untersuchungsterminen, das Nichteinhalten von Diätvorschriften, eines Rauch- oder Alkoholverbots sowie von Empfehlungen zur Gewichtsabnahme, zur körperlichen Aktivität oder Schonung.

Bei Medikamenten steht die eigenmächtige Veränderung der Dosierung im Vordergrund: Nicht wenige Patienten wenden (aus eigenem Entschluss und ohne Rücksprache mit dem Arzt) eine geringere als die verordnete Dosis an, setzen das Präparat ganz ab oder unterbrechen die Behandlung für einige Zeit. Oft nehmen Patienten auch eine Veränderung der Dosierungsintervalle oder des vorgeschriebenen Einnahmezeitpunktes vor.

Kurz vor einem Arztbesuch wird das sonst vernachlässigte Medikament oft noch schnell eingenommen. In einer Untersuchung an 184 Glaukompatienten applizierte etwa ein Drittel die Augentropfen nur an

Tabelle 5.**1**   Häufige Formen der Non-Compliance bei der Anwendung von Arzneimitteln

- niedrigere Dosis als verordnet
- bei Augentropfen oft auch Überdosierung wegen technischer Schwierigkeiten
- verändertes Dosierungsintervall
- bei Augentropfen zu seltene Tropfenapplikation, zu große Intervalle zwischen den einzelnen Dosen
- veränderter Einnahmezeitpunkt
- Einnahmepausen über einige Tage
- Absetzen eines Medikaments
- bessere Einnahme vor einem Arztbesuch

16 von 30 Tagen, 8 Stunden vor dem Arztbesuch aber tropften 90 % (Kass et al., 1986).

Andere Formen der Non-Compliance, die Anwendung einer höheren Dosis, die Anwendung des Medikaments in einer anderen (falschen) Indikation, oder die eigenmächtige Anwendung von Arzneimitteln, die bei anderen geholfen haben, sind im Allgemeinen seltener.

Die medikamentenbezogene Non-Compliance bei Glaukompatienten tritt als unregelmäßige und unzuverlässige Anwendung, als falsche Dosierung (bei Augentropfen oft auch Überdosierung wegen technischer Schwierigkeiten) und nicht selten in Form der vorzeitigen, eigenmächtigen Beendigung der Therapie auf.

5.4 Ursachen der Non-Compliance

Die Compliance oder Non-Compliance eines Patienten hängt von vielen verschiedenen Ursachen und Faktoren ab, in erster Linie von seiner Persönlichkeit, seinem Leidensdruck und seinen Kenntnissen über die Erkrankung und ihrer Behandlung.

Die Compliance des Patienten hängt aber nicht nur von ihm selbst, sondern auch vom Arzt ab. Man sollte den Einfluss des Arztes auf die Compliance jedoch weder unter- noch überschätzen: Eine gute Arzt-Patienten-Beziehung ist zwar eine wichtige Voraussetzung der Compliance, aber noch keine Garantie dafür.

Ein bedeutender Einflussfaktor ist auch das nähere soziale Umfeld des Patienten. Die guten oder schlechten Erfahrungen dieser Menschen mit Ärzten oder Therapien können das Complianceverhalten entscheidend modulieren. Medienberichte spielen ebenfalls eine Rolle.

Wenn man die Ursachen der Non-Compliance betrachtet, ist es zweckmäßig, zwischen absichtlichen und unabsichlichen Therapieverstößen zu unterscheiden.

Vom Patienten befürchtete oder (vermeintlich) erlebte Nebenwirkungen sind eine häufige Ursache des eigenmächtigen, absichtlichen Therapieabbruchs. Sorgen des Patienten über Nebenwirkungen werden oft durch die Lektüre der Packungsbeilage ausgelöst, die aus rechtlichen Gründen alle denkbaren Nebenwirkungen auflistet.

Viele Patienten brechen ihre Behandlung ab, weil sie die Therapie für unnötig halten, da sie sich nicht krank oder wieder gesund fühlen. Die Therapie von Erkrankungen, die keine Beschwerden auslösen, wie z. B. das Glaukom, ist daher besonders durch Non-Compliance gefährdet.

Andere Ursachen der absichtlichen Non-Compliance, wie z. B. Vorratshaltung, Sparzwänge oder Medikamentensucht, sind dagegen eher selten.

Viele Patienten plädieren auf „Vergesslichkeit" (Gedankenlosigkeit, Zeitmangel), wenn sie auf ein vermutetes Complianceproblem angesprochen werden. Die Vergesslichkeit als Ursache einer unbeabsichtigten Non-Compliance ist jedoch oft nur vorgeschoben. Allerdings können Hirnleistungsstörungen oder Altersdepression die Medikamenteneinnahme empfindlich stören; Unter- und seltener Überdosierungen drohen. Eine betreute Arzneimittelanwendung kann notwendig werden.

Mangelnde Kenntnisse oder fehlendes Verständnis des Patienten können sowohl auf mangelnder Auffassungsgabe oder fehlendem Interesse beruhen – also auf patientenassoziierten Faktoren – als auch auf einer schlechten ärztlichen Aufklärung. Für den Arzt ist es oft schwierig, den Mittelweg einer individuell angemessenen Erläuterung zu finden: Eine zu knappe Erläuterung (aus Zeitmangel etc.) kann insuffizient sein, eine ausführliche Erläuterung aber kann den Patienten überfordern. Im Allgemeinen erreicht nur die *wiederholte Erläuterung desselben Sachverhaltes* das Ziel („repetitio docet").

Entscheidend ist es, die Gesamtzahl der Medikamente und Dosierungen zu berücksichtigen, die ein Patient anwenden soll: Die Non-Compliance nimmt nämlich nachweislich mit der Zahl der verordneten Medikamente und mit der Dosierungshäufigkeit eines Medikaments zu.

Manche Patienten, z. B. mit Rheuma oder Tremor, kommen mit schwer zu öffnenden Medikamentenbehältern nicht zurecht und machen die Packung deswegen überhaupt nicht auf. Auch bei der Applikation von Augentropfen ist die Fingerfertigkeit des Patienten ein Compliancefaktor.

Tabelle 5.**2** Wichtige Ursachen für Non-Compliance

- Angst vor Nebenwirkungen
- Unkenntnis über die Erkrankung und ihre Behandlung
- schlechte Aufklärung durch den Arzt
- Zweifel an der Notwendigkeit der Therapie
- Vergesslichkeit
- Probleme mit der Verpackung und Applikationsweise
- (zu) viele Medikamente
- soziales Umfeld, Berichte in den Medien

Da das Glaukom meist beschwerdefrei verläuft, bekommen viele Patienten Beschwerden erst durch Nebenwirkungen der angewandten Glaukommittel. Daher ist eine intensive Arzt-Patienten-Kommunikation von Anfang an notwendig, um die Zusammenhänge zu klären. Nach Bloch et al. (1977) sind die Patienten mit schlechter Compliance überwiegend diejenigen, welche den Zusammenhang zwischen Glaukom und Blindheit nicht kennen. In einer Studie von Kosoko et al. (1998) dagegen wussten erstaunlicherweise die Patienten mit schlechter fast ebenso häufig wie die Patienten mit guter Compliance (85,2 % zu 88,4 %), dass ein Glaukom zu Blindheit führen kann.

Als Hauptursache der Non-Compliance bei Glaukom kann der fehlende Leidensdruck gelten. In einer Studie gaben 37 % der Patienten mit schlechter Compliance ihr subjektives Wohlbefinden als Ursache an, 27 % argumentierten mit Vergesslichkeit oder Gedankenlosigkeit und 11 % lehnten die Therapie ab (Brown et al., 1984). Auch in der Untersuchung von Kosoko et al. (1998) gaben die Patienten die vermeintlich geringe Ernsthaftigkeit ihres Augenleidens (den fehlenden Leidensdruck) als eine der Ursachen ihrer Non-Compliance an.

Das Therapieschema passt oft nicht in den gewohnten Tagesablauf des Patienten. Relativ häufig wird die Mittagsdosis vergessen. Von 168 Patienten mit Offenwinkelglaukom haben 42 % Fehler bei der täglichen Anwendung gemacht und dabei vor allem die mittägliche Applikation vergessen oder bewusst ausgelassen (Davidson, 1980). Aus anderen Berichten geht hervor, dass vor allem die Abenddosis, gefolgt von der Mittagsdosis ausfiel. Die Morgendosis wird dagegen recht zuverlässig appliziert. Die Autoren schließen daraus, dass eine Medikation als morgendliche Einmaldosis die besten Aussichten für eine gute Compliance hätte.

Die Kompliziertheit der Applikation ist eine häufige Ursache für Non-Compliance. Die Tropfenzahl wird nicht genau eingehalten und die Zeitabstände zwischen den Applikationen variieren stark. In einer Studie (Brown et al., 1984) waren 13 % der 150 Patienten (im mittleren Alter von 66 Jahren) nicht in der Lage, ihre Augentropfen nach ein- oder mehrmaligem Versuch korrekt einzuträufeln, obgleich sie im Durchschnitt schon seit 9 Jahren tropften. Die Unterweisung der Patienten in diesem Punkt ist daher die Grundvoraussetzung einer erfolgreichen Therapie. In der Universitätsaugenklinik Würzburg wurden 100 Glaukompatienten getestet, die sich erstmalig in der Glaukomambulanz vorstellten: *Vor* einer standardisierten Erläuterung konnten 76 % der Patienten die Augentropfen richtig anwenden, *danach* signifikant mehr (94 %). Vor der Instruktion berührten 63 % das Auge bei der Applikation mit der Tropferspitze, danach nur noch 41 %. Jeder sechste Patient war nicht in der Lage, einen

Tropfen auf einer Zielfläche mit 1,5 cm Durchmesser (entsprechend der Augengröße) zu platzieren (Busche und Gramer, 1997).

Hinzu kommen Schwierigkeiten mit mehreren ähnlichen Medikamenten: 47% der Patienten, die mehr als ein Fläschchen mit Augentropfen benutzen, hatten Schwierigkeiten, diese zu unterscheiden (Busche und Gramer, 1997).

Ärztliche Ursachen für Non-Compliance sind die unzureichende Zuwendung des Arztes (genügend Zeit, Freundlichkeit, Aufgeschlossenheit für Patientenwünsche) sowie die Vernachlässigung von *wiederholten* Instruktionen. Auch die Wartezeit beim Arztbesuch ist ein wichtiger Faktor der Non-Compliance. In einer Befragung von 192 Patienten mit schlechter und 242 mit guter Compliance gaben die unzuverlässigen häufiger an, dass die lange Wartezeit sie störe (29% zu 18%) (Kosoko et al., 1998)

Eine große Rolle spielen auch Nebenwirkungen, über die Patienten mit guter Compliance weniger klagen. Eine gut verträgliche Therapie schafft mehr Compliance.

In einer amerikanischen Untersuchung an 100 Glaukompatienten wurden als signifikante Compliancefaktoren die tägliche Dosisfrequenz, die Vergesslichkeit, die Unbequemlichkeit und die Kosten der Therapie ermittelt. Die Compliance war hier, wie in anderen Studien auch, bei Frauen höher als bei Männern. Nebenwirkungen und Alter waren in diesem Kollektiv keine signifikanten Einflussgrößen (Patel und Spaeth, 1995).

Die mit Non-Compliance verbundenen Faktoren in einer retrospektiven Kohortenstudie an 2440 Glaukompatienten im Alter über 65 Jahren waren mehr als zwei Dosierungen pro Tag sowie multiple weitere Medikamente. Die Patienten, die mit mehreren Glaukommedikamenten begannen, verhielten sich hier therapietreuer als die Patienten mit nur einem Medikament. Dies widerspricht zwar den allgemeinen Complianceerfahrungen, dürfte aber auf dem jeweils unterschiedlichen Schweregrad der Erkrankung beruhen. Alter und Geschlecht waren hier keine Prädiktoren der Non-Compliance (Gurwitz et al., 1993)

Von 341 Glaukompatienten einer anonymen Befragung bekannte sich etwa ein Drittel zu seiner schlechten Compliance und gab Vergesslichkeit, Zeitmangel, ein schlechtes Verhältnis zum Arzt sowie mangelndes Wissen über die Erkrankung und ihre Therapie als Ursachen der Complianceprobleme an. Die Mehrzahl der 341 befragten Patienten (59%) empfand keinen Leidensdruck, 56% bemerkten keine oder nahezu keine Veränderung ihrer Sehfähigkeit, 32% eine leichte bis ausgeprägte und nur 6% eine schwere (Bour et al., 1993).

Tabelle 5.**3** Hauptursachen der Non-Compliance speziell von Glaukompatienten

- fehlende Beschwerden, fehlender Leidensdruck, leichte Ausprägung der Erkrankung
- mangelndes Wissen über die Erkrankung und ihre Prognose
- mangelnde Zuwendung des Arztes, schlechtes Verhältnis zum Arzt
- technisch schwierige Applikation der Augentropfen und mangelhafte Instruktion
- kompliziertes, nicht in den Tagesablauf passendes Therapieschema
- Nebenwirkungen
- Ablehnung der Therapie
- viele Medikamente (gegen Glaukom und weitere Erkrankungen)
- lange Wartezeiten beim Arztbesuch
- Vergesslichkeit, Gedankenlosigkeit, Bequemlichkeit, Zeitmangel

5.5 Folgen der schlechten Compliance

Die Non-Compliance schränkt den Therapieerfolg ein und stellt ihn infrage. Das Ausmaß der Folgen hängt von der Art und vom Umfang der Compliancestörung und von der Erkrankung ab. Akut gefährlich ist eine Fehlanwendung bei Arzneimitteln mit geringer therapeutischer Breite (z. B. Digitalis, Insulin). Eine Gefahr der Non-Compliance besteht dann auch in der falschen Reaktion des irregeführten Arztes, wenn er bei ausbleibendem Therapieerfolg die Dosis erhöht oder ein zusätzliches Medikament verordnet ... und der Patient nun die geänderte Therapie befolgt. Dies spielt in der Ophthalmologie aber eine untergeordnete Rolle.

Non-Compliance verursacht jährlich nicht näher zu beziffernde, unnötige Milliardenausgaben der Krankenkassen, die bei knappen Ressourcen nur schwer zu akzeptieren sind.

Die Folgen der Non-Compliance beim Glaukom sind nicht leicht zu messen. Nach vorsichtigen Schätzungen sind jedoch mindestens 10 % der Gesichtsfeldausfälle auf Non-Compliance zurückzuführen. In einer 5 Jahre dauernden Studie an 72 Patienten mit primärem Offenwinkelglaukom wurden die Faktoren, die zu einer verminderten oder stabilen Sehfunktion führen, untersucht. Die Patienten mit stabiler Sehfunktion hatten einen niedrigeren mittleren Mittel- und Maximal-IOD (15,4 bzw. 24,5 mm Hg) als die Patienten mit verminderter Sehfunktion (21,3 bzw. 39,2 mm Hg). Die Varianz der individuellen IOD-Werte war geringer in der Gruppe mit stabiler (4,5 mm Hg) als in der mit verschlechterter Sehfähigkeit (9 mm Hg). Die Faktoren mittlerer IOD, Varianz des individuellen IOD, Argon-Laser-Trabekuloplastik in der Anamnese und Therapiecompliance zusammen erwiesen sich als geeignet, um 92,9 % der Patienten mit stabiler Sehfunktion und 87,5 % der Patienten mit verschlechterter Sehfunktion zu prognostizieren. Die Reduktion des IOD und die Therapiecompliance sind für die Entwicklung der Sehfunktion von entscheidender Bedeutung (Stewart et al., 1993).

Einfluss der Compliance auf unser Therapieverständnis beim Glaukom

Man kann weitergehen und vermuten, dass die typischerweise hohe Non-Compliance bei Glaukompatienten sogar zu einem teilweise falschen Therapieverständnis beigetragen hat. In der Vergangenheit und auch jetzt werden immer wieder Zweifel daran geäußert, dass die Senkung des IOD durch medikamentöse Therapie die Progression eines Glaukomschadens verhindern kann. Richtigerweise aber müsste es heißen, dass die Verordnung von Augentropfen an Glaukompatienten die Progression des glaukomatösen Sehnervenschadens nicht verhindern kann. Bedenkt man, dass nach den vorliegenden Arbeiten zwischen einem Drittel und mehr als zwei Drittel der Patienten ihre Tropfen nicht oder nur unzulänglich nehmen, verwundert es nicht, dass die medikamentöse Glaukomtherapie ihr Ziel häufig verfehlt. Auch wenn der IOD kontrolliert wird, muss man davon ausgehen, dass sehr häufig eben nur kurz vor dem Arztbesuch getropft wird und damit fälschlicherweise der Eindruck entsteht, dass der Sehnervenschaden bei ständig guten Druckwerten fortschreitet. Unbenommen hiervon gibt es aber auch das therapieresistente Fortschreiten eines Glaukomschadens.

5.6 Möglichkeiten des Arztes, Non-Compliance zu erkennen

Die einzig sichere Kontrolle der Non-Compliance durch Substanzbestimmung im Blut ist in der Praxis nicht durchführbar. In der Praxis entsteht der Verdacht einer schlechten Compliance vor allem dann, wenn der erwartete Therapieerfolg ausbleibt. Der Arzt sollte jedem Verdacht auf Non-Compliance *behutsam* nachgehen und mit dem Patienten ein klärendes Gespräch beginnen. Die folgenden Fragen können nützlich sein, um die Motivation und das Verhalten des Patienten besser kennen zu lernen.

Tabelle 5.**4**   Fragen zum Complianceverhalten des Patienten

– Wie geht es Ihnen? Welchen Eindruck haben Sie, wie es mit den Augen geht?
– Wie viele Medikamente wenden Sie ständig an? Kommen Sie damit zurecht? Wenden Sie zusätzlich rezeptfreie Arzneimittel an?
– Welche Erfahrungen haben Sie mit der Therapie bisher gemacht?
– Haben Sie durch die Medikamente Nebenwirkungen? Welche Nebenwirkungen haben Sie bemerkt?
– Beeinträchtigen die Glaukommedikamente Sie in ihrem Tagesablauf?
– Haben Sie Probleme mit der vorschriftsmäßigen Anwendung des Arzneimittels? Wünschen Sie, dass jemand Ihnen beim Tropfen hilft?
– Was halten Ihre Angehörigen oder Bekannten von der Therapie?
– Möchten Sie den Arzt lieber häufiger oder seltener besuchen?

Tabelle 5.**5**   Kriterien zur Beurteilung des Complianceverhaltens des Glaukompatienten

– Messung des IOD
– Pupillenweite (nur bei Pilocarpin)
– mündliche Angaben, schriftliche Aufzeichnungen (Fehlerquote auch bei ehrlichen Angaben)
– Einschätzung durch den Arzt (generelle Überschätzung der Compliance)
– verbrauchte Augentropfen (Möglichkeit des „Schummelns")
– für den Patienten unauffällige Tropfenzählvorrichtung (nur in wissenschaftlichen Untersuchungen möglich)

Weder die IOD-Messung noch mündliche oder schriftliche Angaben des Patienten ermöglichen eine wirklich zuverlässige Beurteilung der Compliance. Tropffläschchen mit unauffälliger Zählvorrichtung sind praktisch die einzige zuverlässige Methode der Compliance-Beurteilung, vorausgesetzt, dass die gezählten Tropfen auch ins Auge gelangen.

5.7   Maßnahmen zur Verbesserung der Compliance

Die Maßnahmen zur Verbesserung der Compliance können eingeteilt werden in Maßnahmen zur Prävention einer Non-Compliance und Maßnahmen zur Verbesserung einer bestehenden Non-Compliance (Rychlik, 1989). Wichtige Maßnahmen sind die ausreichende und angemessene Information des Patienten zu seiner Erkrankung und ihrer Prognose sowie zu seiner Therapie und den möglichen Nebenwirkungen. Ein gutes Arzt-Patienten-Verhältnis, das auf gegenseitigem Vertrauen und gegenseitiger Offenheit beruht, ist eine Grundvoraussetzung. Der Arzt sollte dabei berücksichtigen, dass sich ein solches Verhältnis zu vielen Patienten nicht sofort, sondern erst nach einigen Bemühungen einstellt. Was aus Zeitmangel nicht besprochen werden kann, sollte der Patient in anderer Form (z. B. Patientenbroschüre, Aufklärungstafeln, Videos) erfahren. Sehr sinnvoll ist es, das wiederholte Gespräch mit anderen Medien zu verbinden.

Es empfiehlt sich, dem Patienten auch die möglichen Nebenwirkungen zu nennen und bei diesbezüglich sensibilisierten Patienten auch die Funktion von Packungsbeilagen anzusprechen.

Der Arzt sollte sich ein Bild über die gesamte Arzneimittelanwendung seines Patienten machen, die Zahl der individuell verwendeten Medikamente in Absprache mit dem Patienten begrenzen und zur Reduktion der Anwendungen Darreichungsformen mit längerer Wirkdauer und Kombinationspräparate (wo verfügbar) vorschlagen. Die Koppelung der Medikamentenanwendung an alltägliche Verrichtungen (z. B. Zähneputzen, Frühstück, Zubettgehen) erleichtert vielen Patienten die Anwendung.

Eine kurze, gut lesbare Einnahmeanweisung in schriftlicher Form ist ein einfaches und oft wirksames Compliance-Hilfsmittel. Weitere Hilfsmittel, die der Patient auf Vorschlag des Arztes nutzen kann, sind z. B. Dosierschälchen oder Arzneimittelwecker. Solche Hilfsmittel sind vor allem bei Multimedikation und (wirklich) vergesslichen Patienten nützlich.

Der Patient sollte eine Arzneimittelverpackung und eine Darreichungsform erhalten, mit der er zurecht kommt (siehe oben).

Bei Verdacht auf Non-Compliance kann ein behutsames, klärendes Gespräch zu einer wesentlichen Verbesserung der Compliance führen. Zumindest lässt sich in vielen Fällen der fruchtlose Zustand beenden, dass Arzt und Patient auf Dauer „aneinander vorbei agieren". Auch hier gilt: Die zunächst nicht beherrschte Compliance lässt sich in manchen Fällen durch beiderseitiges Bemühen von Patient und Arzt doch noch erlernen.

Auch beim Glaukom ist die eingehende und bei Bedarf wiederholte Aufklärung durch den Arzt über die Natur der Erkrankung und ihre möglichen Komplikationen die Grundlage einer guten Compliance. Eine Lösung des Complianceproblems in der Glaukomtherapie gibt es wahrscheinlich nur durch geduldige Aufklärungsarbeit. Dabei sollte die Ernsthaftigkeit der Erkrankung betont werden (Kosoko et al., 1998).

Tabelle 5.**6**   Allgemeine Maßnahmen zur Compliance-Verbesserung

— Bemühen um ein gutes Arzt-Patienten-Verhältnis
— ausreichende Information zur Erkrankung und Therapie in individuell angemessener Weise
— Medikamentenanwendung an Tagesablauf des Patienten anpassen
— Darreichungsform mit langer Wirkdauer verwenden
— Kombinationspräparate verwenden, wenn notwendig und erhältlich
— entbehrliche Medikamente streichen
— angemessenes Informationsmaterial
— Aufklärung über Nebenwirkungen und die Funktion von Packungsbeilagen
— schriftliche Einnahmeanweisung und zusätzliche Compliance-Hilfsmittel
— Berücksichtigung von Handicaps des Patienten
— klärendes Gespräch über Ursachen der Non-Compliance
— organisatorische Maßnahmen (kürzer Wartezeiten beim Arztbesuch)

Vor allem jüngere Patienten mit höherem Bildungsgrad und sozialem Status sprechen gut auf eine ausführliche Aufklärung an. Patienten, die eine Informationsbroschüre erhalten oder einen Aufklärungsfilm über die Erkrankung und ihre Therapie gesehen haben, befolgen die Therapie in der Regel zuverlässiger.

Wenn in der Wirksamkeit gleichwertige Arzneimittel zur Verfügung stehen, sollte das besser verträgliche vorgezogen werden. Einfache Therapieschemata sind von Vorteil, z.B. die tägliche Einmal- oder Zweimalgabe. Wenn vertretbar, sollten daher fixe Kombinationen vorgezogen werden. Die Patienten sollten klare schriftliche Anweisungen zur Anwendung erhalten (Fingeret und Schuettenberg, 1991).

Tropfflaschen sollten klar ausgezeichnet sein. Technische Verbesserungen der Tropfflasche und Tropfhilfen verbessern die Compliance ebenfalls. Allerdings sind technische Hilfsmittel kein Ersatz für die Instruktion des Patienten. Die Meinung der Patienten dazu ist geteilt: Mit einer Tropfhilfe (Autodrop) konnten 81 % der Teilnehmer einer Untersuchung der Universitätsaugenklinik Würzburg zwar die Augentropfen richtig im Auge platzieren, aber nur 46 % der Patienten begrüßten die Anwendung der Tropfhilfe (Busche und Gramer, 1997).

Weitere Compliance-Hilfsmittel hatten in Studien einen erkennbaren Nutzen: 13 Patienten, die ihre Pilocarpin-Augentropfen 2 × 30 Tage einmal mit und einmal ohne Wecker (TimeCap) anwendeten, erhielten mit TimeCap eine deutlich höhere Dosis und schätzen ihre Compliance selbst höher ein (Laster et al., 1996). Die Effektivität der Compliance Cap (C Cap, Fa. Allergan) bezüglich des vorschriftsmäßigen Ersetzens von Tropffläschchen wurde an 121 Glaukompatienten untersucht. Die Patienten mit C Cap ließen ihre Fläschchen signifikant häufiger ersetzen als die Patienten ohne (Sclar et al., 1991). Am Ende einer weiteren Studie an 122 Glaukompatienten bescheinigten sich signifikant mehr Patienten mit C Cap (67 %) eine hundertprozentige Compliance als vorher (41 %). Der IOD fiel im Mittel um 0,8 mm Hg, bei den Patienten mit erhöhter Compliance dagegen um 1,7 mm Hg (Chang et al., 1991).

Die Auswahl einer geeigneten Compliancehilfe löst sicher nicht das ganze Complianceproblem, bei den meisten Patienten wird eine Kombination mehrerer Strategien erforderlich sein (Rivers, 1992).

Organisatorische Maßnahmen, wie z. B. die Verkürzung der Wartezeit (Kosoko et al., 1998), sollen in ihrer Compliance fördernden Wirkung nicht unterschätzt werden.

5.8 Fazit

Die letzten Jahre haben uns eine große Anzahl von zusätzlichen Möglichkeiten der medikamentösen Glaukomtherapie beschert. Niemals war das Angebot so breit wie heute. Viele Patienten, für die keine ausreichende Therapieoption bestand, sind nunmehr medikamentös behandelbar. Dies darf nicht darüber hinwegtäuschen, dass das Problem der Compliance, also der Kooperation des Patienten und der Durchführung der Therapie, die ausschließlich in seinen Händen liegt, immer noch auf einem ähnlichen Stand steht wie vor hundert Jahren. Der Erfolg einer medikamentösen Glaukomtherapie unter Praxisbedingungen hängt mehr von der Kooperation der einzelnen Patienten als von der Wirksamkeit eines Medikaments ab. Dieser Umstand muss daher bei der Auswahl eines Medikaments und eines Therapieschemas immer mit berücksichtigt werden.

Literatur

Bloch S, Rosenthal AR, Friedman L, Caldarolla P. Patient compliance in glaucoma. Br J Ophthalmol. 1977;61 : 531 – 4.

Brown MM, Brown GC, Spaeth GL. Improper topical self-administration of ocular medication among patients with glaucoma. Can J Ophthalmol. 1984;19 : 2 – 5.

Bour T, Blanchard F, Segal A. [Therapeutic observance and life of patients with primary open-angle glaucoma. Apropos of 341 cases in the department of Marne]. J Fr Ophthalmol. 1993;16 : 380 – 91.

Busche S, Gramer E. [Improved eyedrop administration and compliance in glaucoma patients. A clinical study]. Klin Monatsbl Augenheilkd. 1997;211 : 257 – 62.

Chang JS Jr, Lee DA, Petursson G, et al. The effect of a glaucoma medication reminder cap on patient compliance and intraocular pressure. J Ocul Pharmacol. 1991;7 : 117 – 24.

Davidson SI, Akingbehin T. Compliance in ophthalmology. Trans Ophthalmol Soc UK. 1980;100 : 286 – 90.

Demailly P, Zoute C, Castro D. [Personalities and chronic glaucoma]. J Fr Ophthalmol. 1989;12 : 595 – 601.

Fingeret M, Schuettenberg SP. Patient drug schedules and compliance. J Am Optom Assoc. 1991;62 : 478 – 80.

Gurwitz JH, Glynn RJ, Monane M, et al. Treatment for glaucoma: adherence by the elderly. Am J Public Health. 1993;83 : 711 – 6.

Kass MA, Meltzer DW, Gordon M, Cooper D, Goldberg J. Compliance with topical pilocarpine treatment. Am J Ophthalmol. 1986;101 : 515 – 23.

Kosoko O, Quigley HA, Vitale S, Enger C, Kerrigan L, Tielsch JM. Risk factors for noncompliace with glaucoma follow-up visits in a residents' eye clinic. Ophthalmology. 1998;105 : 2105 – 11.

Laster SF, Martin JL, Fleming JB. The effect of a medication alarm device on patient compliance with topical pilocarpine. J Am Optom Assoc. 1996;67 : 654 – 8.

Norell SE. Monitoring compliance with pilocarpine therapy. Am J Ophthalmol. 1981;92 : 727 – 31.

Patel SC, Spaeth GL. Compliance in patients prescribed eyedrops for glaucoma. Ophthalmic Surg. 1995;26 : 233 – 6.

Rivers PH. Compliance aids – do they work? Drugs Aging. 1992;2 : 103 – 11.

Rotchford AP, Murphy KM. Compliance with timolol treatment in glaucoma. Eye. 1998;12 : 234 – 6.

Roth HP, Caron HS. Accuracy of doctors' estimates and patients' statements on adherence to a drug regimen. Clin Pharmacol Ther. 1978;23 : 361 – 70.

Rychlik R. Compliance-Probleme des älteren Patienten. In: Der ältere Patient. Basel: Aesopus; 1995 : 19 – 34.

Sclar DA, Skaer TL, Chin A, Okamoto MP, Nakahiro RK, Gill MA. Effectiveness of the C cap in promoting prescription refill compliance among patients with glaucoma. Clin Ther. 1991;13 : 396 – 400.

Stewart WC, Chorak RP, Hunt HH, Sthuraman G. Factors associated with visual loss in patients with advanced glaucomatous changes in the optic nerve head. Am J Ophthalmol. 1993;116 : 176 – 81.

Sachverzeichnis